A Medicina da Cor

O uso prático das cores
na cura vibracional

Charles Klotsche

A Medicina da Cor

O uso prático das cores
na cura vibracional

Tradução
CARMEN FISCHER

EDITORA PENSAMENTO
São Paulo

Título do original:
Color Medicine
The secrets of color/vibrational healing

Copyright © by Charles Klotsche.

Edição	Ano
1-2-3-4-5-6-7-8-9	97-98-99-00

Direitos de tradução para a língua portuguesa
adquiridos com exclusividade pela
EDITORA PENSAMENTO LTDA.
Rua Dr. Mário Vicente, 374 – 04270-000 – São Paulo, SP – Fone: 272-1399
que se reserva a propriedade literária desta tradução.

Impresso em nossas oficinas gráficas.

Dedicatória

Vivemos numa época em que a matéria está separada do espírito. Aparentemente, tudo que temos é físico, mecânico, linear e finito. Tendemos a ser individualistas antes de qualquer outra coisa. Na realidade, não somos entidades absolutas; estamos ligados por uma condição energética em que não há distinção entre seres humanos, átomos e moléculas.

Está aflorando um novo processo, que abrange o ser em sua totalidade. Esse processo é uma manifestação da entidade material, psicológica e espiritual, que é essencial no processo efetivo de cura do corpo humano.

A Medicina da Cor é dedicado às minhas duas filhas, Lyna e Kelly, que, da mesma forma que muitas outras pessoas, estão procurando se inteirar do desvendamento dos mistérios da vida, bem como das leis perceptíveis e constatáveis do universo.

Agradecimentos

Charles Klotsche agradece ao dr. Dinshah P. Ghadiali, médico indiano, autor de uma série de três volumes intitulada *Spectro-Chrome-Metry Encyclopaedia* (copyright 1933, 1934), por sua pesquisa pioneira no campo da cromoterapia ou da cura por meio de vibrações. Muitos dos métodos e idéias de Dinshah incentivaram e foram incorporados à cromoterapia.

À dra. Bara Fischer, cujas inestimáveis pesquisas e contribuições tornaram possível a realização deste livro, agradeço de forma especial.

Agradeço também a Margaret Pinyan por sua assistência editorial e seu incansável apoio no aprimoramento deste livro.

Nota do Autor

Quando comecei a me interessar pelo estudo das terapias corporais, senti-me inspirado a procurar métodos alternativos de cura numa tentativa de compreender as doenças dos tempos de hoje em sua relação com os corpos físico e energético. Conseqüentemente, investiguei os aspectos metafísicos, especialmente os associados com a cura holística e com os campos de energia sutil que envolvem o corpo.

Com o tempo, passei a me interessar pelas características com que as vibrações dessa energia sutil impregnavam os seres humanos e pela maneira como os métodos alternativos de cura faziam uso dos padrões vibratórios do universo. Testemunhei, por exemplo, quiropráticos recanalizarem essa energia vital para as partes necessitadas do corpo, pelo simples realinhamento da coluna. Observei acupunturistas fazerem circular essa energia através de sistemas de meridianos totalmente invisíveis, conectando essa energia subatômica com órgãos atômicos localizados profundamente no interior do corpo humano. Conheci agentes de cura que, valendo-se apenas das mãos, faziam circular certas energias semelhantes às encontradas nas oitavas mais altas da escala eletromagnética, onde realmente intensificavam ou reduziam a atividade vibratória do corpo. Todas essas práticas tinham um aspecto em comum — o uso de vibrações energéticas sutis, cujos efeitos se assemelham aos das vibrações encontradas no espectro visível — a 49ª oitava — da escala eletromagnética do universo, manifestando-se em forma de luz visível.

Ao longo dos meus estudos, fiz uma interessante descoberta, tão antiga quanto a própria história da medicina, para fazer voltar a circular a energia bloqueada no corpo físico. Trata-se de um processo energético superior usado como cura vibracional ou pela cromoterapia. Essa é uma técnica que remonta, no mínimo, a 500 a.C. e foi usada por Pitágoras e por outros. Com o passar do tempo, e com o desenvolvimento da minha pesquisa, baseada em grande parte nos preceitos orientais, descobri que esse conceito constituía o cerne das crenças místicas e espirituais e também se harmonizava completamente com as mais avançadas técnicas contemporâneas utilizadas pela medicina alternativa. Do meu atual ponto de vista, a terapia cromática faz uma contribuição verdadeiramente multidimensional para o progresso e para a melhoria da vida humana. Com tempo e paciência, pude apurar que esse é um método extremamente eficaz para fortalecer o sistema imunológico humano, além de ser seguro e de baixo custo. Em combinação com a cromoterapia harmonizada com a aura e o uso de sons harmoniosos, sais medicinais e hidrocromoterapia, esse eficiente método terapêutico torna-se ainda mais eficaz, resultando na 49ª Técnica Vibratória.

Cheguei à conclusão de que poucas pessoas estão totalmente satisfeitas com os métodos contemporâneos usados no processo de cura. Em minhas viagens, comecei a perceber certo grau de desesperança prevalecendo na sociedade em geral, especialmente entre as pessoas de meia-idade ou em idade avançada. Usando uma metáfora, tive a sensação de que muitos estavam correndo com carros providos de seis cilindros em vez de oito, sem possibilidade ou capacidade de fazerem os devidos ajustes.

Eu costumava pensar que a humanidade fora privada do manual de instruções ou de reparos que os ensinasse a lidar com seu corpo, quando observava como a medicina contemporânea vem sendo praticada. Perguntava-me se alguém era ou seria capaz de fazer os reparos necessários nesse sistema, na atual situação crítica. Foi por essa razão que a 49ª Técnica Vibratória veio à luz, porquanto eu tinha que me assegurar da existência de um sistema satisfatório em que apoiar o processo da autocura, pelo menos no que diz respeito às doenças não degenerativas. Procurei fazer deste livro uma enciclopédia dos conhecimentos que adquiri sobre a cromoterapia, de uma forma condensada e objetiva. Outros volumes podem e serão escritos, enfatizando as evidências empíricas de sua eficácia, coletadas e documentadas através dos resultados positivos alcançados pela 49ª Técnica Vibratória e por outras variantes que contribuem com a cromoterapia e com a cura natural.

Desde que iniciei meus estudos acerca do processo de cura alternativo ou holístico, muitas das minhas idéias mudaram — para melhor. Várias dessas mesmas portas serão abertas para você enquanto avançar pelos caminhos do discernimento profundo de como e sob que condições o corpo humano pode funcionar melhor.

Charles Klotsche, Fundador/Presidente
A 49ª Vibração, Inc.

Sumário

INTRODUÇÃO

A CROMOTERAPIA CURA REALMENTE? 21
Um livro sobre medicina esotérica 21
A cura que está além do alcance da compreensão atual ... 21
A base de cura da 49ª Técnica Vibratória ou o reforço
   à cromoterapia 22
Energia e matéria — duas expressões da mesma
   substância 25
Conceitos espirituais e materialistas da medicina
   energética 27
Como as freqüências vibratórias determinam
   a densidade e a forma 29
Como as vibrações das cores funcionam como um
   transformador elétrico 30
A cura holística — simples equilíbrio das polaridades 31
O uso da antiga/nova técnica 33

CAPÍTULO 1

A FÍSICA DAS CORES 35
A Explicação Científica da Cromoterapia
ou Terapia Vibratória 35
A teoria newtoniana das cores 35
A teoria das cores de Goethe: os limites formam
   as cores 37

A física da luz e das cores 38
A natureza dual da luz: onda ou partícula? 41
Como os objetos ganham cores — absorção e reflexo 43
Como os comprimentos de onda determinam as
    vibrações 44
Como interagem as vibrações das cores e a energia
    corporal 46
O interesse moderno pela terapia vibratória ou pela
    cromoterapia 48
A cromoterapia para o tratamento das dependências,
    da obesidade, das alergias e para desintoxicação 50
Anabolismo, Catabolismo e Metabolismo 51
As três cores básicas: Vermelho, Verde e Violeta 52

CAPÍTULO 2

A ENERGÉTICA DAS CORES 55
*Como a Cromoterapia Trabalha com os Campos
de Energia Sutil do Corpo* 55
Os campos de energia sutil e seus movimentos
    através do corpo 55
A aura da saúde, aquela que mantém o corpo 57
Os quatro estágios dos distúrbios na aura da saúde 59
A força aglutinadora da vida: a polaridade 60
A teoria do campo unificado/a polaridade do
    magnetismo 63
Efeitos eletromagnéticos nos corpos físico e etérico 65
Como os raios nocivos enfraquecem o corpo 66
A importância do equilíbrio entre as polaridades
    corpo/mente/emoção 67
A polaridade das cores 69
Análise da aura e do que ela pode revelar 70
Os significados das cores e as notas musicais
    equivalentes 72

Os sete chakras: canais de cura universal............... 78
O ajuste das oscilações do corpo através do som 79
Cimática: combinação de som e de luz para
  desbloquear energias........................... 80
A orquestra da vida: harmonização com o ciclo
  verde da Terra................................ 82
Efeitos do monocórdio/cor e ritmo sobre o corpo 83
A interação entre a música e o sistema dos
  chakras....................................... 84
A 49ª Técnica Vibratória — a precisão da freqüência
  áurica é seu segredo 86

CAPÍTULO 3

A HARMONIA DAS CORES 89
As Doze Cores de Cura e a sua Aplicação............. 89
A psicologia das cores — o poder do subconsciente 89
Combinações de cores primárias, secundárias
  e terciárias................................... 92
Classificação das cores de cura..................... 92
O poder de cura das cores quentes (infraverdes)......... 92
O poder de cura da cor neutra verde 95
O poder de cura das cores frias (ultraverdes)............ 96
O poder de cura das cores circulatórias 98
O sistema de cores complementares em perfeita
  harmonia com a aura 100
Como os sistemas físico e bioquímico do homem
  dependem da luz.............................. 104
Os efeitos colaterais das drogas *versus* a segurança
  da cromoterapia 105
A cromoterapia comparada com a medicina
  ortodoxa 106
Como eliminar o desequilíbrio energético 109
A química das cores 111
O uso de água cromatizada e de sais orgânicos
  para reforçar os resultados da cromoterapia 112

Os efeitos das roupas coloridas.................... 115
Como as cores dos alimentos nos afetam.............. 118
Os elementos vitais do fogo, da água e do ar
   nos alimentos 120
Como a polaridade e os alimentos se relacionam entre si.. 122
Raios cromáticos astrológicos ou cósmicos 123

CAPÍTULO 4

O USO DAS CORES 127
*Materiais e Técnicas para a Aplicação Prática
da Cromoterapia* 127
Os doze filtros coloridos e as fontes de luz............ 127
Os filtros... 127
O protetor contra o calor........................... 129
O suporte do filtro................................. 129
A fonte de luz 130
Preparativos 132
O ambiente....................................... 132
A preparação do corpo 132
A posição do corpo e o tempo de absorção........... 133
Paciente deitado................................... 133
Paciente sentado................................... 134
Luminosidade e freqüência 134
Resumo... 135
O uso de mais de uma cor por sessão 136
Como determinar a região do corpo e o tempo
   de aplicação.................................... 136
Áreas do corpo.................................... 136
Seqüência da aplicação 137
Hora ideal para a aplicação........................ 138
Interação dos ritmos cardíaco e respiratório
   (proporção de Dinshah) 138
A proporção saudável 138
Ritmo respiratório muito rápido 139
Ritmo respiratório muito lento 139
Ritmo cardíaco.................................... 140

Ritmo cardíaco muito rápido........................ 140
Ritmo cardíaco muito lento......................... 140
Controle do ritmo cardíaco 140
Resumo das proporções............................. 141
A importância da proporção 141
Distúrbio do equilíbrio proporcional.................. 142
Hidrocromoterapia: água cromatizada para acelerar
   a cura... 142
Cromoterapia de uso interno........................ 142
Água e recipiente.................................. 142
Fontes de luz para hidrocromoterapia................. 142
Conservação da água cromatizada 143
Como cromatizar a água durante a aplicação............ 143
As vantagens da água cromatizada................... 143
Aplicação ou ingestão 144
Purificação da água 144
Farmácia cromática 145
Vibrações sonoras/cromáticas para a cura 145
A conversão da luz em som 145
A oitava de seis................................... 145
Como os sons musicais curam 147
O uso de um sintetizador para tornar mais
   eficiente a cromoterapia........................ 148
Equivalência entre cores e sons 148
A cromoterapia aplicada em animais
   e em plantas 149

CAPÍTULO 5

O USO DAS FÓRMULAS CROMÁTICAS 153
***Como Determinar a Cor Apropriada para Aliviar
   ou Curar as 123 Principais Doenças***.............. 153
O tratamento de doenças específicas pela
   cromoterapia 153
Fórmulas cromáticas 153

A aplicação das vibrações cromáticas apropriadas às diferentes partes do corpo	154
O mapa do corpo	154
A parte anterior sistêmica (AS)	154
A parte posterior sistêmica (PS)	155
Todo o corpo anterior ou todo o corpo posterior (TCA, TCP)	155
Áreas especificamente afetadas (AA)	155
Como usar as fórmulas cromáticas	158
Como focalizar as cores no corpo	158
Verifique antes a proporção dos ritmos cardíaco e respiratório	159
Como completar o ciclo de uma aplicação cromática	160
Quando as cores não funcionam	160
Pode ser necessária uma cor diferente	160
Complemento alimentar	160
Remoção de todas as toxinas	160
Como evitar reações desfavoráveis	160
Como desfazer a ligação	161
Quando as reações purgativas são muito fortes	161
Sintomas purgativos	161
Prisão de ventre	162
Diarréia	162
Outros sintomas	162
Febres	162
A reação do corpo	163
Casos graves	163
Resumo dos códigos relativos às áreas do corpo	164

APÊNDICE

Relação de 123 doenças humanas mais comuns e as fórmulas cromáticas para tratá-las	165
Lista resumida das orientações para a aplicação das cores	177

LISTA DAS ILUSTRAÇÕES

1-1. Refração e dispersão	36
1-2. Experiência de Newton	36
1-3. O espectro eletromagnético, vibrações do universo	40
1-4. Comprimentos de onda e vibrações	42
1-5. A 49ª oitava e suas cores do arco-íris	45
2-1. O revestimento etérico ou a aura da saúde	58
2-2. Polaridade ideal aura/corpo	63
2-3. Relação chakras/cores	71
3-1. As cores do arco-íris e suas áreas correspondentes	90
3-2. Disposição das doze cores que estão em harmonia com a aura	94
3-3. As cores complementares	101
3-4. Combinações de cores de Dinshah	103
4-1. Suporte para filtros e fonte de luz	130
4-2. Unidade de tratamento; a pessoa está deitada de costas para aplicação na parte anterior sistêmica	134
4-3. Unidade de tratamento; a pessoa está sentada para aplicação na parte anterior sistêmica	135
4-4. Os equivalentes entre cores e sons de Dinshah	146
4-5. Cores, notas e freqüências equivalentes, de acordo com Dinshah	151
5-1. Áreas de aplicação	156
5-2. Localização dos principais órgãos	157

LISTA DE TABELAS

Polaridades	62
Dois Sistemas de Correlação entre Cores e Notas Musicais	77
Correlações entre Cores, Chakras e Sons	85
Cores Complementares	101
Composição em Lâminas de Vidro, de Dinshah	102

Cor Predominante nas Linhas do Espectro de Elementos
  Selecionados 112
Os Doze Sais Orgânicos e suas Correlações
  Astrológicas 114
Correlações B.E.E.M. entre Sais Orgânicos, Signos
  Astrológicos e Cores 116
Deficiências de Cores dos Signos Solares 123
Correlações entre Signo Solar e Cor, de acordo com o
  Sistema B.E.E.M. 124
Combinações dos Filtros Manufaturados para a Obtenção
  das Freqüências Exatas......................... 128
Os Equivalentes entre Cores e Sons Usados na 49ª
  Técnica Vibratória 150

Introdução

A Cromoterapia Cura Realmente?

Um livro sobre medicina esotérica

Este livro e seu conteúdo esotérico, mas com base científica, sobre a cromoterapia e outros assuntos relacionados vai mudar toda a sua idéia de como funciona o processo de cura. Ele apresenta uma visão nova e mais realista da cura. Por esotérico, referimo-nos às energias que as pessoas podem aprender a sentir ou a visualizar e, conseqüentemente, a usá-las com o propósito de cura, mesmo que a ciência moderna não tenha instrumentos para mensurá-las ou compreendê-las. Felizmente, nesse campo, os velhos tabus não são mais obstáculos à busca de soluções na era da iluminação.

A cura que está além do alcance da compreensão atual

Algumas pessoas acham que a cromoterapia é uma combinação de conhecimentos místicos e espirituais. Teoricamente, ela é, embora possa ser explicada cientificamente em termos de comprimento de ondas e de vibrações do modo como se acham descritos em qualquer manual de física de nível universitário. Entretanto, para se inteirar dos mistérios da vida e das leis do universo, a pessoa terá de redefinir seu sistema de crenças e de valores. Afinal, temos todos igual acesso a níveis de consciência superior e a outros meios sofisticados de nos tratarmos, bem como de tratar das doenças encontradas no interior do nosso corpo.

De acordo com a medicina contemporânea, o corpo humano é um veículo celular que funciona em um nível modular. Esse ramo da ciência apresentou, ao longo da sua história, certa tendência a ignorar o fato de que o corpo é constituído de um sistema de campos de energia superior e inferior — alguns mensuráveis e outros não, pelo menos por meios convencionais.

Esses sistemas inter-relacionados de forças sutis recarregam energia ou as recanalizam para as áreas doentes, onde ela está bloqueada ou em falta, pois a doença não é mais do que um bloqueio do fluxo energético. Como sabemos, a energia ou as vibrações percorrem o caminho de menor resistência e, devido à energia extra introduzida pelo uso da técnica vibratória, as energias percorrem as áreas necessitadas, liberando a energia bloqueada onde isso é mais necessário. A interação entre a densa energia física do corpo e a energia sutil, que controla muitas das funções ou atividades do corpo, é a chave para se compreender a relação entre energia e matéria.

A base de cura da 49ª Técnica Vibratória ou o reforço à cromoterapia

Usar os comprimentos de ondas das cores ou as vibrações apropriadas no corpo humano é transformar a prática atual da medicina contemporânea em algo que ela não é capaz de compreender ou de aceitar. O uso dessa prática aumenta de maneira geométrica à medida que o homem descobre que a doença, pelo menos em sua forma não-degenerativa, não passa de um bloqueio temporário ou de um desequilíbrio da força vital no corpo.

A 49ª oitava, aqui chamada de *49ª freqüência vibratória* ou *49ª vibração*, é concebida cientificamente como uma faixa estreita no espectro de energia eletromagnética cósmica, conhecida pelo homem como o espectro de cores visíveis. Ele é composto de vermelhos, verdes e azuis e suas combinações, resultando nas colorações que situam-se entre as freqüências energéticas ou vibratórias que vão do ultravioleta ao infravermelho. Dessas cores visíveis, com suas oscilações e comprimentos de ondas únicos — quando combinados com uma fonte de luz —, provêm a necessária energia de cura que o corpo requer quando aplicadas nos órgãos ou em sistemas vitais desequilibrados.

A 49ª Técnica Vibratória lança mão das doze mais poderosas dentre essas cores visíveis com o propósito de cura. Cada uma dessas doze cores selecionadas vibra centenas de trilhões de vezes por segundo, combate a energia bloqueada ou desequilibrada no corpo físico por meio de um processo de oscilação sem igual. A 49ª Técnica Vibratória fixa uma freqüência predeterminada para cada uma dessas doze cores do espectro visível, cujas vibrações particulares aumentam, diminuem ou neutralizam os níveis de energia, na medida em que são necessários em partes específicas do corpo, para estimular a cura ou o processo de cura holística. O que torna esse método tão exclusivo e eficaz?

A cromoterapia não é determinada apenas pelas leis do plano físico — pelo menos da maneira que o homem tridimensional relaciona-se com elas. Ela não é definível em termos lineares, racionais, tampouco contém as restrições ou limites colocados pelo conjunto de crenças humanas preconcebidas e freqüentemente distorcidas. Quando se adota uma atitude multidimensional para com a cura, que aceita os acontecimentos que estão além das leis do plano físico, grande parte da sofisticada tecnologia, desenvolvida pelos que estão sobretudo presos ao mundo físico e às suas armadilhas inerentes, torna-se obsoleta.

A cromoterapia fundamenta-se na idéia de que, na superfície da pele, os corpos físico e etérico (energético) se comunicam por meio das vibrações das cores encontradas e utilizadas pela 49ª Técnica Vibratória. A luz afeta tanto o corpo físico como o etérico. As vibrações dessas doze cores geram impulsos elétricos e correntes magnéticas, ou campos energéticos, que são excelentes ativadores dos processos bioquímico e hormonal do corpo humano, os estimulantes ou sedativos necessários para equilibrar todo o organismo e os seus órgãos.

Quando a luz branca penetra no corpo, como a luz que passa por um prisma, ela se refrata e se dispersa em muitas cores. As várias colorações que percorrem o corpo não têm apenas vibrações ímpares, mas também equivalentes químicos; sendo os tons vermelhos estimulantes (hidrogênio) e os azuis, calmantes (oxigênio). Cada cor tem seu próprio comprimento de onda, que pode ser harmonizada com outras cores (ou vibrações) para alterar uma função ou equilibrar o organismo. É um processo análogo ao de se combinar as notas musicais para se chegar à harmonia. Introduzindo-se as cores necessárias (vibrações) no sistema energético do corpo, a força vital volta a fluir naturalmente.

Diferentemente de muitos outros sistemas cromoterapêuticos, a 49ª Técnica Vibratória vale-se de um comprovado método científico de cura pelas cores que utiliza elementos que equilibram a aura: harmonia entre sons e cores, combinações de sais orgânicos, hidrocromoterapia de apoio e raios coloridos determinados astrologicamente. Essa harmonia de cores ajuda as luzes coloridas que curam a reequilibrar e a manter a perfeita vibração da pessoa entre uma sessão de terapia e outra. Esse reforço através da harmonização da aura torna a 49ª Técnica Vibratória especialmente eficaz.

Energia e matéria — duas expressões da mesma substância

O mundo ocidental parece estar enredado nas abordagens mecanicistas — ignorando a natureza energética do homem, que permite curar doenças por meio de vibrações da energia ou da cor. A ciência moderna vê o processo de cura como uma espécie de conceito newtoniano baseado em fórmulas de comportamento reativo, mecânico ou funcional, deduzidas dos processos do mundo material visualmente observáveis. O processo está baseado na aceleração e na gravidade, estudadas por Newton, que estruturou essas idéias em várias leis matemáticas referentes à ação e reação físicas.

O conceito newtoniano de cálculo levou a comunidade científica a criar instrumentos que medissem e definissem mais precisamente o universo observável, criando nesse processo idéias e invenções inimagináveis — muitas das quais contribuíram para a Revolução Industrial, para o trabalho especializado e para a mecanização em geral da sociedade ocidental.

Com a intenção de aprimorar ainda mais esse conceito mecanicista do observável, a comunidade científica formulou a base para determinar como a maior parte dos sistemas mecânicos atuais iria ou deveria operar.

As idéias newtonianas nos ajudaram a compreender, na teoria, a matéria sólida — isto é, os objetos em movimento encontrados no campo gravitacional da Terra. Esses conceitos, no entanto, não são aplicáveis à eletricidade e ao magnetismo, bem como às interações desses fenômenos físicos com os sistemas vitais e com todo o universo.

Os conceitos newtonianos — restritos ao observável — foram também aplicados pela medicina contemporânea, que fundamenta seus princípios na idéia de que o todo torna-se previsível quando se compreende e se regula as várias partes materiais. Isto é, quando uma parte do corpo funciona mal, ela é removida ou substituída, da mesma maneira que se conserta uma máquina. Outra alternativa seria tratá-la com substâncias químicas que muitas vezes provocam efeitos colaterais negativos. Em resumo, a medicina contemporânea volta-se para os sintomas, influenciando-os ou suprimindo-os, mas não procura a *verdadeira* causa: a energia vital desequilibrada.

Einstein, por outro lado, através da sua célebre equação, $E = mc^2$, concluiu que energia e matéria são duas expressões da mesma substância universal. Isso significa que há fontes mais sutis de energia em ação nos sistemas vitais, além do que é imediatamente observável e das interações mecânicas. Einstein, portanto, foi além da abordagem newtoniana.

A cromoterapia combina ambas as abordagens e atua, no mais amplo sentido, sobre a energia vital, física e espiritual do corpo. Mesmo assim, é surpreendentemente fácil explicá-la da forma mais simples possível, conforme demonstraremos com a 49ª Técnica Vibratória.

Conceitos espirituais e materialistas da medicina energética

O pensamento ocidental parece ter sido influenciado pelo Egito, uma fortaleza de cultura, de religião e de arte durante um inacreditável período de 3 000 anos. O Oriente voltava-se para a Índia, que liderava na filosofia, na cultura e na arte — uma sociedade tão antiga quanto o Egito. Entretanto, eles adotaram abordagens diferentes ou diametralmente opostas (de acordo com a pesquisa da BioElectric Evaluation Mediation — B.E.E.M.).

Os egípcios visualizavam o caminho para a totalidade por meio da disciplina da mente; a Índia pela disciplina do corpo. Como o corpo e a mente formam uma unidade, a tendência seria ocorrer, com o tempo, desequilíbrios em ambas as abordagens.

A filosofia egípcia resultou numa rigidez mental, com seus interesses e soluções materialistas consideradas necessidades preeminentes pela mente racional. A Índia, por outro lado, desenvolveu a ioga para disciplinar o corpo, desconsiderando suas necessidades e desejos de conforto relacionados com a vida material. As questões e soluções espirituais (isto é, energéticas) tiveram importância pela primeira vez na Índia, mas infelizmente o corpo foi negligenciado nesse processo. Contudo, a amplitude irrestrita do pensamento indiano permitiu-lhes perceber a ilusão chamada matéria — uma verdade que apenas Einstein pôde provar ao mundo materialista/mecanicista newtoniano do Ocidente por meio de sua fórmula matemática da energia $E = mc^2$.

Segundo Einstein, energia e matéria são permutáveis e passíveis de conversão. Isso pode ser comprovado mediante o processo de conversão da matéria em energia e da energia em matéria. Se examinarmos a parcela de matéria (massa) da fórmula

$E = mc^2$, poderemos constatar o enorme potencial energético condensado em uma partícula de matéria. Sabemos que a matéria, por exemplo, pode ser convertida em energia, conforme foi demonstrado pela bomba atômica, na qual uma pequena quantidade de matéria (urânio) libera energia suficiente para destruir uma cidade.

Se combinarmos a abordagem egípcia e a indiana (reunindo matéria e energia), aplicando-as devidamente, como ocorre na 49ª Técnica Vibratória, as energias do espectro de luz visível liberam enormes potenciais de cura no corpo físico.

A massa ou matéria (m) acelerada pelo quadrado da velocidade da luz (c^2) transforma-se em energia (E) desmaterializada, o que significa que a base de toda substância material da natureza é energia. Somente com a fórmula de Einstein, que satisfez a mente analítica egípcia, é que o Ocidente pôde finalmente romper com a análise, com o materialismo e com a limitação mental do Egito — provocando por fim uma ruptura com a busca de soluções rápidas por meio da análise dos sintomas. Foi apenas em virtude da fome e do sofrimento que a Índia — perdida na vastidão do plano espiritual — tomou consciência de uma essência vibratória capaz de trazer bem-estar ao corpo: a cromoterapia.

Portanto, a fórmula de Einstein $E = mc^2$ expandiu a consciência ocidental fazendo-a perceber a unidade de toda criação por trás da dualidade e demonstrou que a terapia da luz (c), usada no Oriente, quando aplicada no corpo (m) funciona perfeitamente bem (E).

Entretanto, a cromoterapia, ou terapia vibratória, como todas as artes da cura, tem que funcionar em conexão com uma estrutura conceitual específica, seja ela física, psicológica ou espiritual, ou (como no caso da 49ª Técnica Vibratória) com uma combinação das três. Sendo a energia o corpo espiritual do homem, ela equivale ao *físico* (m) vezes luz (c^2).

Como as freqüências vibratórias determinam a densidade e a forma

A abordagem einsteiniana considera o corpo humano não como um conjunto de partes ou de substâncias químicas, mas como um sistema integral e completo, que funciona em harmonia com o sistema eletromagnético/energético do universo, de maneira similar à que a filosofia da medicina oriental entende a ligação entre o físico e o energético.

A chave para o entendimento da cura por meio de vibrações, ou da cromoterapia, não está na abordagem newtoniana mecanicista — reparo físico ou remoção de material celular — mas no redirecionamento dos campos energéticos que estabelecem relações complexas com outros campos, como os que circundam a substância física/celular e outros relacionados com energias mais sutis. Essas energias circulam pelo corpo, materializando-se continuamente e, então, reconvertendo-se em energia.

Por exemplo, sabemos que a freqüência vibratória de uma substância determina a sua densidade ou forma enquanto matéria. Alude-se muitas vezes a uma substância de baixa freqüência vibratória como sendo matéria física — enquanto a matéria subatômica (que vibra à velocidade da luz ou acima dela) é matéria sutil (subatômica), ou energia de pura luz.

Todas essas seqüências específicas de vibrações se harmonizam, se neutralizam e se desequilibram entre si — ou, em termos de cura, são benéficas ou prejudiciais ao corpo humano. As freqüências vibratórias inerentes à 49ª Técnica Vibratória são tais que equilibram qualquer padrão energético desequilibrado que se encontre no corpo. Pois em cada órgão há um nível energético no qual o órgão funciona melhor. Qualquer desvio dessa freqüência vibratória resulta em patologia, ao passo que a recuperação dos devidos níveis energéticos nos órgãos físicos resulta na cura do corpo.

Como as vibrações das cores funcionam como um transformador elétrico

O sistema de redistribuição de energia da 49ª Técnica Vibratória funciona de modo semelhante ao do transformador elétrico comum, deslocando e redirecionando as energias eletromagnéticas que circulam pelo corpo. A ponta violeta do espectro libera os excessos de energia; a ponta vermelha em geral estimula as partes do organismo que não estão funcionando ou que estão funcionando mal, e o centro verde tem um efeito neutralizante ou estabilizador. A 49ª Técnica Vibratória provê o processo de polaridade completo ou composto necessário para aumentar a energia do corpo. Como ocorre nos campos eletromagnéticos, as doze cores que utilizamos também podem ser positivas, neutras ou negativas.

Até mesmo certas especialidades da medicina contemporânea reconhecem que a doença não-degenerativa é um bloqueio da energia vital nos órgãos, nos átomos, nos tecidos ou nos sistemas corporais. Somente os métodos e os resultados terapêuticos diferem da cromoterapia. Para facilitar a cura, a 49ª Técnica Vibratória trabalha com as freqüências vibratórias que as diferentes áreas do corpo necessitam. Por exemplo, um coração saudável vibra de forma diferente de um baço saudável e, conseqüentemente, requer uma freqüência vibratória diferente quando está em desequilíbrio. Por isso, a 49ª Técnica Vibratória usa de maneira sistemática doze fontes de vibrações do espectro de cores visíveis para corresponder às necessidades dos principais centros de energia ou correntes de energia do corpo humano. Esse método de cura pode, se usado em tempo, eliminar de modo eficaz a causa da maioria das doenças não-degenerativas e de algumas degenerativas, ou de bloqueios de energia no corpo humano, sem a mutilação (cirurgia) e sem drogas.

Embora a lista de doenças que podem ser curadas pela cromoterapia seja hoje muito abrangente, nem todas foram vencidas sem o recurso de tratamentos médicos radicais. Infelizmente, algumas das doenças degenerativas podem estar além da possibilidade de cura da cromoterapia.

Quando conhecermos os padrões vibratórios no universo — isto é, as freqüências ou campos energéticos encontrados na escala eletromagnética cósmica — seremos capazes de abrir as portas para os enormes potenciais de cura encontrados nas oitavas de energia sutil do cosmos. O espectro de luz visível, com suas freqüências benéficas ao corpo humano, fornece um instrumento de prevenção de doenças. A cromoterapia é verdadeiramente a medicina do futuro.

A cura holística — simples equilíbrio das polaridades

A ciência em vigor tende para uma complexidade cada vez maior, causando nas pessoas um sentimento de inaptidão. Parece que estamos criando uma sociedade onde supostamente ninguém pode reivindicar autoridade em nenhuma área que não aquela em que se especializou. Isso é particularmente alarmante quando a medicina mecanicista praticada hoje continua reivindicando autoridade exclusiva sobre as funções vitais que afetam a vida e a morte. Porém, alguns membros da comunidade médica estão recebendo uma atenção maior por sua abordagem holística da saúde; abordagem esta que tem sido exercida por médicos naturalistas em meio ao domínio da alopatia. Esperamos que isso demonstre que está a caminho uma mudança que simplificará a questão da saúde e ajudará as pessoas a recuperar seu poder interior, como é o caso da 49ª Técnica Vibratória. Essa técnica foi estruturada de modo a poder ser usada individualmente. Simples e prática por natureza, ela representa para todos uma solução barata e eficaz, ou uma alternativa para a cura do corpo humano — possibilitando, assim, que as pessoas assumam a soberania sobre o destino da sua própria saúde.

A Medicina da Cor demonstra claramente ao leitor como melhorar ou anular as condições adversas ou a deficiência energética do corpo por meio de certas cores ou vibrações energizantes ou neutralizadoras. Quando a energia deficiente é equilibrada com a devida polaridade (sul/norte, negativa/positiva, feminina/masculina, azuis/vermelhas), a 49ª Técnica Vibratória desobstrui as energias neutralizadoras ou as vibrações necessárias para o desvendamento do mistério de mais de cem das doenças mais comuns conhecidas pela humanidade (ver Capítulo 5). A 49ª Técnica Vibratória permite que a energia vital flua livremente, curando a maioria, senão todas, das doenças não-degenerativas no processo e, muitas vezes, até mesmo amenizando alguns dos males degenerativos.

O uso da antiga/nova técnica

A cromoterapia é tão antiga quanto a própria história da medicina, embora não tenha sido usada nos últimos séculos no Ocidente. Um outro método de cura por meio de vibrações, a terapia do som, é utilizado com êxito através de gravações subliminares feitas em fitas-cassetes e comercializadas. No entanto, ele pode ser ainda mais eficaz se usado em combinação com as freqüências das cores. Como Cinderela, a medicina holística e a cromoterapia estão finalmente preparando-se para o baile, dessa vez sem que a sua credibilidade seja negada e com menos obstáculos legais impostos pelos baluartes da medicina ortodoxa. *A Medicina da Cor* abarca os aspectos mais importantes da terapia por meio de vibrações e da cromo/musicoterapia associadas com o processo de cura. Com este livro, você poderá dominar as técnicas básicas de cura pelo uso da cor e do som. Aqui, em um volume, encontra-se um sistema de cura para a Idade de Ouro.

Este livro foi elaborado de forma a permitir que você progrida de maneira lógica através dos passos necessários para a cura. Primeiramente, encontram-se os conceitos essenciais físicos/esotéricos que fundamentam o processo cromoterapêutico. Depois, seguem-se o uso das doze cores e das vibrações dos sons, bem como a explicação de como eles equilibram os níveis energéticos da pessoa. Depois disso, o livro dá as informações necessárias para que o leitor adquira com o máximo de eficiência e mínimo custo os instrumentos necessários (a fonte de luz e os filtros coloridos). Fornece também uma explicação completa das doenças sobre as quais a cromoterapia melhor atua. Uma parte especial é dedicada ao uso como complemento do processo de cura. Por fim, inclui um guia completo para as 123 doenças mais comuns, e como melhorar a saúde por meio das diversas aplicações de nossas doze cores vibratórias. Cada "doença", em ordem alfabética, é relacionada com a cor ou cores específicas ou com as seqüências vibratórias cuja influência traz resultados benéficos. Você encontrará no final do livro uma lista resumida de orientações acerca da aplicação das cores.

Esta obra abrangente foi elaborada para possibilitar que seus leitores avancem no processo de terapia por meio do uso de cores e dos sons, a partir da visão global ou da fase conceitual, passando pelos detalhes da aplicação prática e oferecendo uma oportunidade simples de autocura. *A Medicina da Cor* apresenta o panorama completo das vibrações das cores e dos sons, mostrando-lhe as extraordinárias oportunidades disponíveis na terapia vibratória. Reprograme-se com as páginas a seguir e descubra os potenciais de cura da terapia das cores e dos sons.

1

A Física das Cores

A Explicação Científica da Cromoterapia ou Terapia Vibratória

A 49ª Técnica Vibratória exerce influência benéfica sobre o homem nos diferentes níveis de sua existência, simultaneamente: os planos físico, psicológico e espiritual — todos ligados pela mente para que haja um entendimento integrado. Como esses planos agem entre si, mas são percebidos como mundos energéticos diferentes, vamos examinar as funções e os efeitos das vibrações em cada plano separadamente para uma melhor compreensão do todo.

A teoria newtoniana das cores

Grande parte do conhecimento básico que se tem hoje acerca das cores pode ser atribuída a Isaac Newton, cientista do século XVII. Antes da obra de Newton, a cor era considerada um atributo inerente a todo objeto, e que estava contido no próprio objeto. Newton refutou essa idéia e substituiu-a pela teoria de que a luz sobre o objeto era o que lhe dava cor. A luz, é claro, é a verdadeira fonte da cor — a cor percebida no aspecto ondulatório da luz.

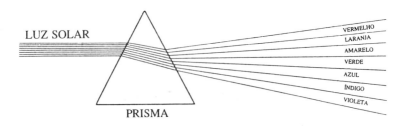

Ilustração 1-1. Refração (inclinação) e dispersão. Ao deixar o prisma, a luz dispersa-se. Essa refração e dispersão separam a luz em raios de cores.

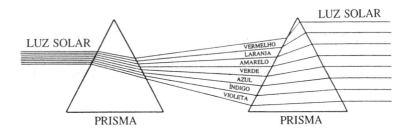

Ilustração 1-2. Experiência de Newton. Newton levou adiante o experimento da Ilustração 1-1, quando colocou um segundo prisma no percurso da luz projetada, depois de ela ter sido dispersada pelo primeiro prisma. Quando o espectro do arco-íris atravessou o segundo prisma, a luz voltou a ser totalmente branca.

A idéia de que as cores estão contidas na luz branca é demonstrada pelo uso de um prisma de vidro. Irradiando-se um feixe de luz através de um prisma, a luz dispersa-se, formando o espectro das sete cores: vermelho, laranja, amarelo, azul, verde, índigo e violeta (ver Ilustração 1-1).

Observamos que, quando a luz atravessa o prisma, os raios se inclinam ou se refratam (Ilustração 1-1), o que também é verdadeiro quando a luz penetra em qualquer outro objeto. Por exemplo, se olharmos de cima da superfície da água para um objeto no fundo de um lago e tentar pegá-lo estendendo o braço, provavelmente não o conseguiremos na primeira tentativa, pois a luz refratada a partir da superfície da água desloca visualmente o objeto do seu lugar real.

As experiências com dois prismas demonstram que, dependendo do ângulo da luz e da localização dos prismas, a luz branca do segundo prisma pode também aparecer quando a luz passa diretamente por ele. É possível que os raios brancos, surgindo do segundo prisma, encubram os raios coloridos que atravessam ambos os prismas e os tornem invisíveis? O avanço da pesquisa pode provar ou refutar isso.

Newton concluiu a partir dessa experiência que não poderia haver outras cores básicas no universo, pois as sete cores do arco-íris voltavam à sua condição de branco puro. Através desse experimento, Newton concluiu que a fonte de todas as cores é a luz branca.

A teoria das cores de Goethe: os limites formam as cores

Uma divergência da teoria de Newton, de que a refração e a dispersão criam as cores, pode ser encontrada na teoria das cores de Goethe, formulada antes de 1810. Essa teoria ainda não é totalmente aceita, apesar de ter sido usada com êxito nos modernos telescópios acromáticos. Ao examinar prismas com placas coloridas, Goethe percebeu que os limites entre a luz e as trevas são necessários para o surgimento das cores.

As cores aparecem, segundo Goethe, imediatamente após a luz penetrar no prisma, fato que ele provou com prismas aquáticos. Ele descobriu que nem a refração nem a dispersão podem ser *a causa* das cores prismáticas; em vez disso, é a interação da luz e da escuridão através das bordas do prisma. Em outras palavras, a refração por si mesma não cria nenhuma cor.

Embora as teorias cromáticas de Goethe e de Newton divirjam em muitos sentidos, ambos concordam que os raios de luz branca contêm sete cores diferentes — que são os comprimentos de onda de cura que usamos na cromoterapia.

A física da luz e das cores

É de conhecimento comum que as sete cores do arco-íris resultam da desintegração da luz branca em seus componentes, as cores. Podemos, então, dizer que a dispersão da luz, vista nas várias cores, relaciona-se diretamente com o comprimento das próprias ondas de luz. As ondas das sete cores do arco-íris variam em comprimento, que é a distância da crista de uma onda, passando por sua depressão, até a crista da onda seguinte. Cada cor tem seu próprio e único comprimento de onda.

Em um prisma, as ondas mais compridas refratam-se menos do que as ondas mais curtas (menos inclinadas). Como o vermelho tem o maior comprimento de onda do espectro das cores visíveis, a onda do vermelho é a que menos se refrata quando emitida através de um prisma de vidro (Ilustração 1-1), seguida das ondas laranja, amarela, verde, azul e índigo, nessa ordem. Na outra extremidade do espectro, a luz violeta tem um comprimento de onda que mais se refrata (inclina-se mais) das ondas das cores.

Quando olhamos para as sete cores básicas que afloram de um prisma, vemos uma ordem seqüencial invariável na disposição das cores do espectro. Cada cor refere-se a determinado comprimento de onda, ou vibração, no espectro visível. Colocando-se de outra maneira, determinada vibração (comprimento de onda) é inerente a cada cor do espectro. Essas vibrações das cores, que também podem ser consideradas energias, podem causar efeitos curativos quando são usados os devidos comprimentos de onda (cores). Entretanto, muitas cores são uma mistura de várias freqüências de cores. Apesar de elas serem usadas por outros sistemas de cromoterapia, não são tão eficazes quanto as cores de diferentes freqüências, as cores prismáticas, que usamos. Como as nuanças de uma cor variam um pouco em termos de comprimento de onda, é importante que se use as nuanças precisas, em harmonia com a aura, para o propósito da cura. A freqüência exata não pode ser determinada pela visão.

Na Física, a luz ou raios coloridos são caracterizados por seu comprimento de onda específico (isto é, medição no espaço) e sua freqüência (medição no tempo). Quando os raios aceleram-se (aumentam sua velocidade ou freqüência), seus comprimentos de ondas diminuem.

Podemos ver na Ilustração 1-3 que toda a faixa de luz visível (conhecida como a 49ª oitava, ou a 49ª vibração) situa-se numa série minúscula entre a vasta disposição de comprimentos de ondas no universo. Além de uma das extremidades dessa série visível, onde encontram-se os comprimentos de onda mais curtos, estão as ondas ultravioleta; na outra extremidade, que contém suas ondas mais longas, encontram-se as ondas de infravermelhos e as ondas de rádio. É claro que as ondas estendem-se muito

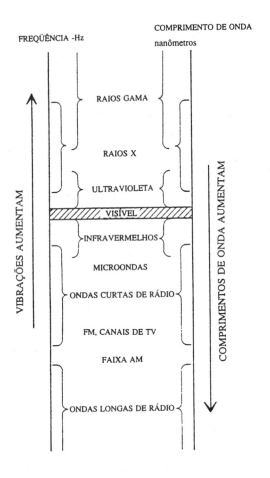

Ilustração 1-3. O espectro eletromagnético, vibrações do universo. O espectro visível, marcado com linhas diagonais, foi denominado a 49ª freqüência vibratória. As ondas radiofônicas, na base desta escala, são mais lentas e mais longas do que os raios gama no alto, que são mais rápidos e mais curtos. O espectro auditivo situa-se em torno da 9ª freqüência vibratória (4ª-15ª oitava).

além de ambas as extremidades do espectro, mas essas extensões não são consideradas aqui para os propósitos da cromoterapia.

As ondas são uma função da vibração, consistindo em comprimento de onda e em freqüência oscilatória, como parâmetros da física. Por exemplo, na 49ª Técnica Vibratória, o vermelho tem o maior comprimento de onda e a menor freqüência vibratória da série visível, oscilando 397 trilhões de vezes por segundo. O violeta, a cor com o menor comprimento de onda e a mais alta freqüência vibratória, oscila 665 trilhões de vezes por segundo. O verde, no meio do espectro, vibra 531 trilhões de vezes por segundo (Ilustração 1-4). Essas descobertas estão baseadas na teoria de que a luz se propaga em ondas. Entretanto, ainda há um outro ponto de vista.

A natureza dual da luz: onda ou partícula?

Muito já se afirmou sobre o modo como a luz se propaga. Algumas correntes apoiaram a teoria ondulatória; outras preferiram a teoria das partículas. Finalmente, Louis de Broglie recebeu o Prêmio Nobel em 1929 por ter fundido as duas teorias. Sua obra torna claro que as características opostas da energia, como ondas "imateriais" e partículas "substanciais" se unem para formar a luz. Para entender como esses dois estados de funções da luz podem atuar juntos, vamos imaginar que a luz se propaga em espirais. A luz branca, que contém as freqüências de todas as cores, seria composta de espirais de diferentes tamanhos correspondendo à onda de cada cor. No ponto em que as trajetórias das espirais se encontram, ocorreria uma situação típica de carga compacta, e as partículas (isto é, os fótons, ainda uma forma não material de energia) surgiriam. Esses fótons podem até continuar a deslocar-se ao longo da espiral e voltarem a desaparecer "fora" dela. Por essa "teoria do percurso espiralado" (pesquisa B.E.E.M.), pode-se entender o *laser* como um raio com uma espiral larga constituída de várias espirais entrelaçadas para formar uma única cor.

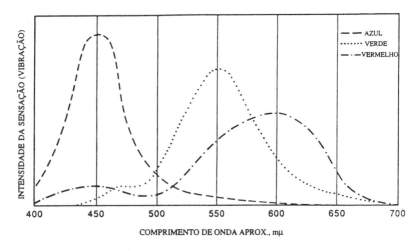

Ilustração 1-4. **Comprimentos de onda e vibrações**. Vermelho, verde e azul, três das cores usadas na 49ª Técnica Vibratória.

Assim, a luz tem propriedades ondulatórias (espirais) bem como partículas (ponto de encontro de duas ou mais espirais), uma situação típica de carga. Mas a comprovação de qualquer uma dessas propriedades da luz requer uma outra abordagem experimental. Por exemplo, digamos que alguém tem um saco cheio de bolinhas de gude e de água (sugerido pela B.E.E.M.). Para provar que o saco contém bolinhas de gude (partículas), nós o bateríamos contra uma superfície dura para ouvirmos os sons das bolinhas chocando-se — o equivalente a provar que a luz é feita de partículas. Para provar que o saco contém água (ondas), o pressionaríamos várias vezes, observando que ele se moveria como um leito d'água — o equivalente a provar a teoria ondulatória da luz.

Só pela combinação das duas teorias podemos abarcar a realidade total. O saco contém tanto bolinhas de gude como água — isto é, a luz é constituída tanto de partículas como de ondas. Para compreender mais facilmente as propriedades da luz e da cor, vamos considerar agora a característica ondulatória da luz.

Como os objetos ganham cores — absorção e reflexo

Embora a cor seja inerente a qualquer vibração, é interessante notar que são os nossos olhos que traduzem algumas das ondas energéticas dos objetos e forças vitais em formas perceptíveis que aparecem-nos em cores variadas. Quando os vários comprimentos de onda da luz branca afetam a nossa visão, temos, então, que determinar como um objeto, não sendo um prisma, pode aparecer em determinada cor ou cores. Quando um objeto que não é um prisma é atingido por luz branca e não irradia cor por si mesmo, por que o vemos, apesar disso, colorido? Por que algo parece vermelho, verde ou azul? Isso pode ser entendido por meio do processo de absorção e reflexo.

Nesse processo duplo, obtemos todos os elementos da coloração. Tome, por exemplo, as totalidades das cores, branco e preto. Branco e preto são na realidade as polaridades da luz e da escuridão. Conforme afirmou Newton, a luz branca contém todas as cores e o preto pode ser definido como a ausência de luz. Em um sentido mais amplo, entretanto, quando a luz inclui *todas* as vibrações (isto é, também a escuridão), pode haver um universo inverso de vibrações de "luz", incluindo a escuridão como buracos negros (estrelas cadentes). Porém, para entender mais o conceito de reflexo e absorção com respeito às cores, devemos antes examinar tais funções em termos de preto e branco e sua distribuição de calor.

Aplicamos comumente o processo de absorção e reflexo ao utilizarmos materiais de cores escuras e claras: O preto é a absorção total de todas as cores; e o branco o reflexo total. Nós as sentimos como frias e quentes e escolhemos nossas roupas de acordo com essas sensações. Se usamos roupas escuras durante os meses de verão, nosso corpo absorverá quantidades substanciais de calor do sol. É por isso que normalmente usamos cores claras que refletem o calor no verão. No inverno, fazemos o contrário, usando cores mais escuras que absorvem e retêm o calor do corpo. Instintivamente, regulamos o calor do corpo, usando o processo natural da absorção (preto) e do reflexo (branco) da luz das extremidades do espectro visível.

De maneira semelhante, a cor de um objeto resulta também de sua absorção e reflexo da luz. Quando a luz atinge a superfície de um objeto, alguns mas não necessariamente todos os raios coloridos são absorvidos pelo objeto. As cores visíveis aos nossos olhos são as que foram refletidas pelo objeto. Por exemplo, uma maçã vermelha absorve quase todas as cores, *menos* o vermelho. O fato de ela refletir o vermelho significa que a maçã aparece-nos como vermelha.

Como os comprimentos de onda determinam as vibrações

Devido ao processo de absorção e reflexo, sentimos que algumas cores são "mais quentes" do que outras. Isso pode ser esclarecido pelos comprimentos de onda dos dois raios coloridos a cada extremidade do espectro visível (Ilustração 1-5). A extremidade violeta tem menores comprimentos de onda, os quais vibram mais rapidamente e têm mais energia do que os raios coloridos na extremidade vermelha do espectro. Em conseqüência, o violeta está mais harmonizado com a energia da luz branca (aceleração, reflexo) e o vermelho está mais harmonizado com as energias (absorção) da "luz preta ou escura". Por isso, sentimos que o vermelho é mais quente (absorve mais) do que o azul (reflete mais).

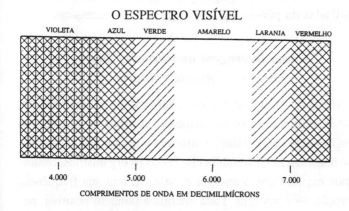

Ilustração 1-5. A 49ª oitava e suas cores do arco-íris.

Ao contemplarmos um pôr-do-sol, também podemos observar o processo de reflexo e absorção em ação, pelo menos como a teoria corrente o concebe. Nesse caso, a dispersão dos raios de certas cores envolve mais do que o simples fator de absorção. Por isso, a extremidade violeta do espectro (menores compri-

45

mentos de onda) é mais dispersada pela atmosfera da Terra do que a extremidade vermelha (comprimentos de onda mais longos) no pôr-do-sol.

Ao meio-dia, quando o sol está a pino, a luz branca transparece e provoca as sombras bem definidas que então vemos. Ao longo do dia, o sol se afasta cada vez mais da penetração da atmosfera a 90° (a distância mais curta), e chega ao horizonte no final da tarde, quando seus raios têm que penetrar uma distância máxima através da atmosfera terrestre. Os comprimentos de onda mais curtos do espectro violeta dispersam-se mais rapidamente, deixando-nos as ondas vermelhas mais longas para vermos e admirarmos. Esses, segundo a teoria, criam as tonalidades avermelhadas do pôr-do-sol.

Como interagem as vibrações das cores e a energia corporal

A vibração de uma cor é percebida não apenas pela visão, mas também de muitas outras maneiras. A vibração de cada cor tem um impacto sobre todos os sistemas e órgãos físicos do corpo, que reagem a essas freqüências. Todos os organismos, células e átomos existem como energia e cada um tem sua freqüência ou vibração — é energia. Toda energia é também positiva, negativa ou neutra. A cromoterapia e a 49ª Técnica Vibratória fazem uso dessas diferentes características das cores: vermelho (elétrico positivo) por seus efeitos estimulantes; azul (elétrico negativo) por seus efeitos sedativos; e verde (neutro) por sua capacidade de equilibrar. De maneira semelhante, os vários órgãos do corpo têm funções sedativas, estimulantes ou neutralizantes, de acordo com suas freqüências características. Quando as várias partes do corpo se afastam dessas vibrações supostamente normais, pode-se supor que o corpo está doente ou, no mínimo, não está funcionando satisfatoriamente.

A saúde, ou a falta dela, pode ser determinada pela normalidade ou pela anormalidade dessas vibrações — por exemplo, através de fotografias da energia vital. Corrigindo-se as vibrações, o sistema energético pode ser harmonizado e seu estado de saúde recuperado pelo uso apropriado da cromoterapia. Como se consegue isto? As vibrações das cores ou da energia, quando aplicadas no corpo humano — ou mais especificamente à aura humana (a energia sutil que envolve o corpo físico) — podem fazer com que todo o corpo (ou órgãos específicos) volte à saúde normal em muito pouco tempo. Supondo-se, é claro, que as vibrações usadas correspondam às necessidades de energia de acordo com a freqüência do órgão (sedativo, estimulante ou neutralizador).

Para fazer com que os corpos físico e etérico recuperem os seus devidos níveis de energia, a 49ª Técnica Vibratória usa as sete cores do espectro do arco-íris: vermelho, laranja, amarelo, verde, azul, índigo e violeta, bem como mais cinco cores derivadas dessas sete, formando um conjunto de doze cores. Essas doze cores foram testadas por Dinshah P. Ghadiali e outros por mais de oitenta anos com grande êxito. Em parte, esse êxito deve-se ao fato de as sete cores do arco-íris estimularem significativamente os sete principais chakras do corpo (ver "Análise da aura e do que ela pode revelar", Capítulo 2). Os chakras são centros de alta concentração energética situados em vários pontos, sobretudo ao longo da coluna vertebral. As outras cinco cores relacionam-se obviamente com importantes chakras menores (de acordo com a pesquisa B.E.E.M.). A compreensão da relação dos chakras com as freqüências das cores correspondentes faz com que esse sistema seja mais bem-sucedido do que outros sistemas cromoterapêuticos. Em capítulos posteriores, demonstraremos a relação entre as características únicas dos principais chakras e as sete cores principais do processo de cura pela cromoterapia. Daremos também uma descrição mais aprofundada de como atuam esses campos de energia sutil e de como eles afetam o corpo.

O interesse moderno pela terapia vibratória ou pela cromoterapia

Os conceitos básicos da terapia da luz que foram incorporados à 49ª Técnica Vibratória são originários das antigas culturas da Índia, da China e do Egito. Esses ensinamentos estão hoje ganhando a atenção mundial de praticantes interessados em terapias energéticas que dispensam medicamentos (isto é, terapias metafísicas). Grande parte dos conhecimentos da antiga cromoterapia foi desenvolvida até seu estado atual pelo dr. Dinshah P. Ghadiali, um médico da Índia que passou a maior parte de sua vida profissional pesquisando e praticando o que ele chamou de *Spectrocromometria*. Ele veio para os Estados Unidos em 1911, e curou inúmeras pessoas consideradas desenganadas. Muitas das idéias apresentadas neste livro resultaram diretamente de seus dedicados esforços — bem como dos de seu filho, Darius Dinsh, Presidente da *Dinshah Health Society* — de ajuda humanitária.

Dinshah conhecia profundamente a cromoterapia. Ele não apenas reconhecia a necessidade de se harmonizar as cores de cura com os chakras, mas também entendia que o uso exclusivo do espectro visível não causa nenhum efeito nocivo. As vibrações das cores e outras estão continuamente à nossa volta, penetrando em nosso corpo, mesmo que muitas vezes não possamos percebê-las com os outros sentidos. Como algumas dessas vibrações são benéficas e outras não, a 49ª Técnica Vibratória trabalha exclusivamente com as vibrações benéficas, ou seja, as da 49ª oitava, curando, assim, o corpo, as emoções e a mente.

Essa terapia isola e intensifica várias cores do espectro e suas respectivas vibrações, aplicando-se às partes doentes da aura e do corpo para equilibrar as emoções, bem como as células e os tecidos danificados, ou fluxos energéticos bloqueados através dos métodos sistemáticos apresentados neste livro. Como Dinsh descobriu, as cores também representam basicamente potências químicas em oitavas superiores de vibrações que afetam o funcionamento de cada sistema ou órgão do corpo. Há uma única cor ou vibração energética que acalma ou estimula o fluxo de energia em determinado órgão, provocando uma reação bioquímica natural. Dessa maneira, a 49ª Técnica Vibratória pode curar não apenas o corpo energético (aura, emoções) por meio das *propriedades energéticas* das cores, mas também o corpo físico por meio das *propriedades químicas* das cores (ver A Química das Cores, Capítulo 3).

Quando o equilíbrio cor/elemento (energias) está em desequilíbrio no corpo, doenças como câncer, diabetes, tumores, artrite ou problemas de pele, do coração e do sistema circulatório (para mencionar apenas algumas) podem ocorrer. Todos esses distúrbios comuns (ou enfermidades, como os médicos as chamam) recebem tratamentos que freqüentemente causam efeitos colaterais. Essas doenças, no entanto, podem ser curadas pelo tratamento com luz/cores se não chegaram a condições extremas.

Esse processo cromoterapêutico pouco dispendioso porém eficaz — sem riscos evidentes — é de interesse crescente na sociedade moderna.

A cromoterapia para o tratamento das dependências, da obesidade, das alergias e para desintoxicação

A cromoterapia simplesmente propõe a aplicação de certas cores ou níveis de vibrações em partes específicas do corpo a fim de revigorar áreas do corpo doentes ou saturadas — isto é, com energia bloqueada ou obstruída. A 49ª Técnica Vibratória equipara as vibrações de cada uma das cores com as necessidades dos órgãos do corpo ou com as emoções, permitindo que eles voltem a apresentar uma vibração satisfatória. Na maioria das vezes, o corpo precisa só de um pequeno acréscimo de vibrações de uma ou de mais cores que estão em desequilíbrio em conseqüência de alimentação inadequada, de tensão excessiva, de toxinas, da ansiedade ou da falta de cuidados com o corpo.

Assim, a cromoterapia também pode ajudar a eliminar a dependência química, como as drogas e o álcool. Ela é eficaz para elevar o nível de metabolismo do corpo e, portanto, no controle do peso. O uso apropriado dela pode eliminar a congestão pulmonar, corrigir níveis elevados de colesterol e equilibrar o hiper ou hipotireoidismo. Ela pode reverter grande parte dos danos causados pelo cigarro ou equilibrar o amianto caso não tenha ultrapassado certo nível de tolerância.

Além disso, a 49ª Técnica Vibratória pode aliviar ou eliminar o incômodo e o sofrimento causados pela alergia, pela polinose, pelo resfriado, pela catarata, pelas doenças de pele ou de gengivas, e pela insônia. O processo pode ajudar a fortalecer os cabelos ou impedir-lhes a queda, revigorar os órgãos sexuais, regular o ciclo menstrual, eliminar a prisão de ventre, a diarréia e as dores de cabeça, controlar a leucemia e os sangramentos, e curar os males causados à pele por queimaduras ou cortes, deixando apenas pequenas cicatrizes.

O sistema é eficaz para eliminar a maioria das toxinas do corpo, mesmo das substâncias químicas altamente tóxicas como o arsênico, o chumbo, o *DDT* ou *Agente Laranja*. Em geral, o processo consegue estimular o sistema imunológico do corpo, o qual, por sua vez, pode controlar e reverter centenas de doenças durante o processo. Quais são os mecanismos que estão por trás desse processo?

Anabolismo, catabolismo e metabolismo

O corpo humano funciona de dois modos básicos, denominados anabolismo e catabolismo. *Anabolismo* é a função de restabelecer, fortalecer ou recuperar o corpo humano. *Catabolismo* é a função que controla a eliminação de excrementos e de materiais tóxicos do corpo. O corpo saudável só pode funcionar satisfatoriamente quando há um equilíbrio entre esses dois processos (*metabolismo*).

A cromoterapia baseia-se na teoria de que os raios vermelhos/amarelos, quando aplicados a certas partes do corpo, em geral estimulam as funções anabólicas pelas quais, por exemplo, o vermelho mantém ou cria o número de glóbulos vermelhos e ativa o fígado. Por outro lado, os raios azuis/violeta ativam o aspecto catabólico — por exemplo, no baço — de onde os antigos glóbulos vermelhos são eliminados e são produzidos glóbulos brancos. Isso fortalece o sistema imunológico, equilibrando as bactérias, etc. Portanto, na cromoterapia, o vermelho estimula o fígado (aspecto anabólico) e o violeta estimula o baço (aspecto catabólico). O anabolismo (vermelho) e o catabolismo (violeta) juntos definem o metabolismo (verde).

Um aspecto da função metabólica é a digestão, que é ativada pelo amarelo e abrandada pelo azul, enquanto o verde é sua combinação no meio. O verde — encontrado no centro do espectro das cores entre vermelho/violeta ou amarelo/azul — estimula a glândula pituitária, a glândula principal que controla as outras glândulas. O verde também equilibra as forças opostas do anabolismo e do catabolismo (ou fígado e baço) para harmonizar o metabolismo.

As três cores básicas: Vermelho, Verde e Violeta

As três tonalidades de cores ou vibrações usadas na 49ª Técnica Vibratória são o Vermelho, o Verde, e o Violeta, que Dinshah denominou de cores primárias, pois elas criam o branco quando colocadas juntas num disco em rotação. As outras nove cores de cura foram todas derivadas matematicamente com base em sua relação e harmonia com as três cores primárias.

E ainda mais importante, essas cores básicas estão também em perfeita harmonia com os centros energéticos do corpo (os chakras; ver Capítulo 2); o chakra mais abaixo (o primeiro) corresponde ao Vermelho; o chakra do meio, ao Verde e o mais ao alto (o sétimo) ao Violeta. Quando esses (ou todos) os chakras estão equilibrados, eles devem criar um campo energético branco em volta do corpo (a aura), da mesma maneira que todas as cores juntas criam o branco.

Isso demonstra que o 49º sistema vibratório da cromoterapia, quando usado da maneira apropriada, harmoniza perfeitamente o corpo sutil da pessoa. Os sistemas cromoterapêuticos baseados em outras colorações ou vibrações simplesmente não foram tão bem pesquisados nem funcionam tão eficazmente.

Entretanto, quando se trabalha com pigmentos (tintas), o vermelho, o amarelo e o azul são conhecidos como cores primárias, uma vez que não podem ser criadas pela mistura de outras cores. Elas não podem ser usadas enquanto vibrações básicas (ou cores primárias) para a finalidade terapêutica, porque não se afinam de maneira precisa com o equilíbrio dos centros energéticos e da aura do homem.

Vemos que as três cores primárias de cura de Dinshah constituem a chave para a harmonização da energia vital no corpo humano, de maneira rápida e eficaz. Se elas são usadas devidamente em combinação com as outras nove cores derivadas, conforme foi descrito aqui, elas podem eliminar a necessidade de produtos químicos e de injeções (com a possível exceção em casos de emergência), sem causar nenhum dano.

2

A Energética das Cores

Como a Cromoterapia Trabalha com os Campos de Energia Sutil do Corpo

Os campos de energia sutil e seus movimentos através do corpo

Os seres humanos são capazes de perceber o movimento da energia em volta ou através do corpo, o que também pode ser observado e mesmo medido tanto no nível atômico quanto subatômico — por exemplo, a temperatura do corpo e as ondas do cérebro. Algumas pessoas foram treinadas para sentir e controlar essas energias pelo uso de instrumento de biorregeneração; entretanto, poucas pessoas são tão sensíveis quanto os animais. Muitos pássaros têm o chamado sexto sentido, especialmente as aves migratórias, e podem perceber os campos magnéticos da Terra (*ley lines*). Elas percebem as freqüências do ultrassom ou do eletromagnetismo, o que as permite percorrer grandes distâncias.

São poucas as pessoas que compreendem que somos, na verdade, constituídos de dois "corpos": o corpo físico, que é percebido pelos cinco sentidos normais, e o corpo etérico (aura), que é muitas vezes descrito como a sombra ou o modelo de energia superior de nosso corpo físico. Esse plano de energia superior circunda toda matéria física ou formas mais densas de energia. A reação bioelétrica da aura do corpo pode hoje ser cientificamente registrada pelas fotografias Tesla-Kirlian.

Os que não sabem da existência das fotografias Tesla-Kirlian da energia vital ou que são céticos quanto à existência e poder do corpo etérico têm apenas que olhar para duas pessoas que vivem juntas há muitos anos. Freqüentemente, elas apresentam alguns traços físicos e maneirismos comuns, bem como padrões emocionais e de pensamento semelhantes. Com a convivência, suas auras (campos energéticos) interagem, ficando sintonizadas e ligadas uma à outra.

Os campos energéticos reagem um ao outro de uma maneira estimulante, equilibrada ou tranqüilizadora. Sentimos isso muitas vezes ao entrar numa sala apinhada de gente, quando percebemos imediatamente se ela está repleta de vibrações harmoniosas ou conflitantes. Essas vibrações emanam sobretudo da mente e do corpo etérico (emoções). Com nossas energias mais refinadas (auras) podemos sentir se as vibrações ao nosso redor são positivas, negativas ou indiferentes para nós. A aura, parte integrante dos seres humanos, também circunda os animais, as plantas e todos os objetos materiais, fazendo com que todas as coisas afetem umas às outras. As energias da natureza em estado de equilíbrio (ao contrário de muitos contextos culturais) em geral estão em harmonia. Quando viajamos para o campo nos fins de semana, por exemplo, podemos sentir imediatamente os efeitos calmantes e benéficos da energia rural equilibrada, irradiando-se da vida vegetal e das águas. Em tal ambiente, nosso campo energético é o primeiro a harmonizar-se para, em seguida, harmonizar nosso corpo físico.

A aura da saúde, aquela que mantém o corpo

A aura mais ampla, que normalmente se estende a cerca de um metro do corpo, funciona como um escudo protegendo a vulnerável estrutura física. Ela é capaz de sentir o que está à volta no espaço e no tempo e pode ficar desequilibrada pelas influências nocivas no meio ambiente, na alimentação ou nas emoções e pensamentos. A aura tem a capacidade de reequilibrar-se naturalmente. Contudo, em condições anormais, os desequilíbrios podem permanecer por muito tempo, deixando o corpo doente.

Uma camada especial da aura, o revestimento etérico, que se estende apenas por cerca de dois centímetros além do corpo, pode ser considerado como a matriz energética que desenvolve e conserva o corpo físico (Ilustração 2-1).

O estado desse corpo etérico é o que determina, em última análise, a saúde do corpo físico. Isso é demonstrado quando certas energias (por exemplo, radiação tóxica de alta freqüência) bombardeiam a aura. Primeiramente, elas danificam a aura da saúde (como foi visto em fotografias Tesla-Kirlian) e podem acabar provocando o câncer ou outra alteração material no corpo físico. A exposição a essas energias nocivas da radiação nuclear ou de pesticidas, de herbicidas e de outras fontes tóxicas, muitas vezes não causam sintomas imediatos, uma vez que leva tempo para que essas energias negativas penetrem na aura da saúde e, em seguida, no corpo físico — salvo quando trata-se de quantidades extremamente grandes. Isso significa que as toxinas em geral enfraquecem primeiro o corpo etérico, antes de o corpo físico ser afetado.

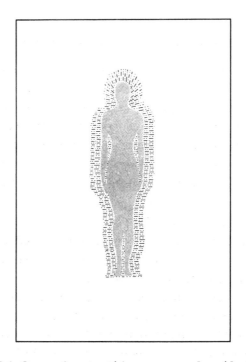

Ilustração 2-1. O revestimento etérico ou a aura da saúde. Esse revestimento é uma camada da aura mais ampla, que se torna mais fina e menos densa à medida que se afasta da superfície do corpo.

A aura da saúde pode alterar-se décadas antes de sinais de doenças tornarem-se evidentes no corpo físico, porém é na aura que a doença tem início e é onde ela tem que ser curada primeiramente. Tanto o processo da doença como o da cura podem ser cientificamente observados e controlados através das fotografias Tesla-Kirlian.

Resumindo: todas as doenças têm início basicamente na parte mais densa do corpo etérico, na aura da saúde. Podemos controlar a saúde básica do nosso corpo se cuidarmos dessa esfera energética. É por essa razão que os raios coloridos da 49ª Técnica Vibratória são aplicados sobre a pele nua, isto é, sobre a área da aura da saúde (ver aplicações, no Capítulo 4).

Os quatro estágios dos distúrbios na aura da saúde

Para manter a saúde, os órgãos do corpo têm de estar em harmonia com todo o organismo, bem como com os padrões ondulatórios do universo. Quando uma energia exterior ou desestabilizadora entra em contato com o nosso campo energético, há a possibilidade de ocorrer quatro coisas (pesquisa B.E.E.M.):

1. *Reação saudável*: Se a influência perturbadora vem de fora e se o corpo ou determinados órgãos são suficientemente fortes, eles ou refletirão de volta a vibração hostil ou a assimilarão à sua própria energia, acabando por neutralizá-la.

2. *Limpeza*: Quando a vibração desestabilizadora, seja de origem física ou emocional, perturba o fluxo energético do corpo mesmo que temporariamente (pelo menos em uma parte específica do corpo), ocorre uma doença. Essa doença é uma atividade purificadora dos processos autônomos de equilíbrio. Com freqüência, são doenças que causam uma descarga ou que provocam febre.

3. *Distúrbio crônico*: A vibração estranha ou insatisfatória rompe ou bloqueia a corrente energética por períodos mais longos de tempo, indicando que há freqüências internas ressonantes que não permitem o equilíbrio automático. Isso leva a doenças crônicas, muitas vezes sem sintomas evidentes.

4. *Degeneração*: Quando o processo acima continua e não há saída nem descarga, e as emoções e as crenças continuam conservando sua freqüência, outras partes do corpo podem ser afetadas. O resultado é a doença degenerativa, que desarmoniza cada vez mais partes do corpo, chegando às vezes a desenvolver-se tão rapidamente como o câncer ou a AIDS.

Esses quatro estágios da energia áurica em desequilíbrio foram registrados em fotografias Tesla-Kirlian da energia vital (pesquisa e avaliação B.E.E.M., um sistema preciso). Em todos os casos estudados, a cromoterapia da 49ª vibração teve resultados benéficos quando antes foram removidas as toxinas do meio ambiente e quando a doença não tinha ido além da possibilidade de reversão.

A força aglutinadora da vida: a polaridade

O que mantém vinculados dois corpos tão diferentes como o corpo de energia etérica e o denso corpo físico? Essa, obviamente, também é uma questão crucial que diz respeito a toda matéria existente no universo. A força aglutinadora, de equilíbrio entre as formas de energia e de matéria e presente no interior de cada uma delas é, sem dúvida, a polaridade do positivo e do negativo. Isso vale tanto para o átomo, para a terra, para os astros, como para toda a criação. As energias do magnetismo e da gravidade niveladas, que movem-se através e em volta do nosso corpo (bem como a energia atômica ou matéria no interior de nosso corpo), obedecem, de certa perspectiva, a mesma lei da polaridade. As células (e toda matéria) são simples energias reduzidas proporcionalmente em densidade ou em vibração, em perfeito equilíbrio com o todo.

Desse ponto de vista, não pode haver o positivo sem o negativo. Não pode haver uma atividade cósmica ascendente que não provoque um movimento descendente. Portanto, nossos dois corpos (o físico e o etérico) também representam os dois pólos — de matéria atômica e subatômica — que se unem pela polaridade, uma vez que a polaridade está presente em toda criação. A polaridade, porém, não é condição absoluta, mas relativa. Isto é, um estado pode ser positivo a outro estado, mas negativo para um outro. Em outras palavras, a polaridade é simplesmente uma relação. Exemplos de polaridade são fornecidos no quadro da página seguinte.

A polaridade é inerente a toda existência e a torna possível — pelo menos do ponto de vista de uma realidade tridimensional. Assim, a existência em toda a sua variedade baseia-se meramente em diferentes densidades de polaridade agindo entre si, como o nosso corpo físico (energia mais lenta) é uma manifestação de seu correspondente etérico (energia mais rápida), ambas dirigidas por fontes superiores. As polaridades que interagem entre esses dois corpos têm que criar um equilíbrio permanente para que haja saúde. Um desequilíbrio em um resulta necessariamente em desequilíbrio no outro, uma vez que a energia passa de um bioelétrico positivo (elétrico negativo, corpo etérico) para um bioelétrico negativo (elétrico positivo, corpo físico). Isto é, ela passa de níveis energéticos superiores para níveis energéticos inferiores — com movimentos também na direção oposta — numa tentativa de criar perfeito equilíbrio (ver Ilustração 2-2). Em cada pessoa, a energia transmitida do corpo etérico percorre seu caminho até a matéria subatômica mais densa (corpo físico), movida pelas forças de atração ou de repulsão (polaridade). Os semelhantes se repelem e os diferentes se atraem, como ocorre com os pólos dos ímãs. Com esse mecanismo, temos o meio de equilibrar (isto é, de curar) muitas doenças ou desequilíbrios.

Expressão	POLARIDADES Opostos Correspondentes (pólos)	
	Fisicamente Receptivo (sedativo, pólo negativo)	**Fisicamente Reativo** (estimulante, pólo positivo
Cor	Azul (ondas rápidas)	Vermelho (ondas lentas)
Magnetismo	Pólo voltado para o norte	Pólo voltado para o sul
Eletricidade	Negativo elétrico	Positivo elétrico
Bioeletricidade	Positivo bioelétrico	Negativo bioelétrico
Gênero	Feminino	Masculino
Valor pH	Tranqüilização pela alcalinidade (pH acima de 7)	Estimulação pela acidez (pH abaixo de 7)
Simbolismo chinês	Yin	Yang
Elemento	Oxigênio	Hidrogênio
Música	Ritmo lento	Ritmo acelerado

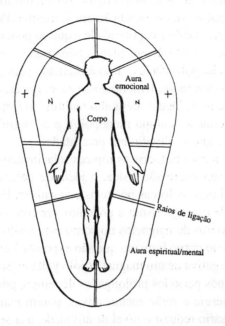

Ilustração 2-2. Polaridade ideal aura/corpo. Os sinais de mais (+) indicam a aura espiritual/mental: bioelétrico positivo (elétrico negativo). Neutro (N) significa a aura emocional: bioelétrico neutro (elétrico neutro). Menos (-) indica o corpo físico: bioelétrico negativo (elétrico positivo). Observe que a aura emocional é idealmente neutra (isto é, em paz).

A teoria do campo unificado/ a polaridade do magnetismo

Embora a polaridade pareça a base de toda a criação, a mente do homem vai mais longe. A busca de um campo unificado, como o que Einstein esteve à procura, evidencia o desejo de entender o que aglutina toda criação, inclusive suas polaridades. Como toda criação parece depender da polaridade para existir, a "existência" de um campo unificado em termos do mundo tridimensional é uma contradição em si mesma. Pois é um campo que não teria nenhuma polaridade e que só poderia existir "fora" da criação — isto é, em planos não-criados ou "inexistentes" (onde não há polaridades). Isso é chamado pela ciência moderna de campo *monopólo*, lembrando-se da antiga crença hebraica em dois aspectos de Deus: "deus absconditus", o Deus incognoscível antes da criação (campo monopólo); e o "outro" Deus, o Deus da criação que se dividiu em polaridades.

Entretanto, em todos os tópicos relacionados com a energia e com a sua expressão física, a idéia de polaridade é a chave para equilibrar as forças positivas e negativas. Por isso, falamos sobre o eletromagnetismo e podemos ver como ele de fato funciona pelo uso de magnetos no corpo para controlar as energias. As partes do corpo humano que são expostas à extremidade bioelétrica negativa de um magneto (pólo voltado para o norte, azul) ficarão, após períodos prolongados de tempo, por exemplo, com menos energia e serão menos ativas, porém mais relaxadas. Se for necessário reduzir o nível de atividade, usa-se o pólo voltado para o norte, por exemplo em casos de infecções e de câncer. O pólo voltado para o sul de um magneto acelera — diferentemente da cromoterapia — tanto o desenvolvimento da saúde como da doença. Entretanto, quando seres humanos, animais e plantas que não apresentam câncer são expostos às energias bioelétricas negativas de um magneto (pólo voltado para o sul, vermelho), seus sistemas são, com o tempo, totalmente recarregados. Vemos que a aplicação de pólos magnéticos positivo ou negativo para a cura varia de acordo com o caso: ambas as polaridades têm um importante papel na criação do equilíbrio e na recuperação da saúde.

Conseqüentemente, o magnetismo e a 49ª Técnica Vibratória influenciam basicamente nosso corpo físico pela harmonização de suas polaridades através do corpo etérico. As mudanças de energia influenciarão os tecidos enfermos do corpo físico e os curarão. Esse tratamento se assemelha ao da acupuntura, em que as vibrações energéticas são ativadas ou abrandadas na superfície do corpo físico ou perto dela e acabam atingindo os níveis mais profundos dos órgãos físicos.

Efeitos eletromagnéticos nos corpos físico e etérico

Como a energia eletromagnética (aura) e a energia das células saudáveis são semelhantes em certos aspectos às dos pólos magnéticos, elas ou se atrairão ou se repelirão, uma vez que não podem ser absolutamente neutras enquanto sistema. Como a atividade eletromagnética por todo o corpo é um fator importante para o bom funcionamento da mente, do sistema nervoso e dos órgãos, é pela alteração ou ajuste das cargas eletromagnéticas que a terapia por meio da luz tem seu efeito benéfico. A energia eletromagnética pode ser transmitida através da aura para o corpo físico pelas freqüências de luz (cores), por meio do uso de nosso sistema exclusivo e coordenado das doze cores.

Pode-se entender melhor como essa energia atua fazendo-se uma experiência com um aparelho de televisão. Esse aparelho consiste em um receptor, um transmissor e um condutor da energia eletromagnética. Quando mexemos na antena de um aparelho de tevê, a imagem geralmente melhora no momento em que nossas mãos a tocam, pois ela incorpora nossos níveis superiores de energia a seu sistema. Dessa maneira, pode-se constatar que o nosso corpo tem capacidades semelhantes às do aparelho de tevê, como as de transmitir, receber e conduzir forças eletromagnéticas ou de polaridades. Portanto, parece que o nosso corpo é como uma antena, transmitindo energias de níveis superiores para inferiores e vice-versa (ver Ilustração 2-2). A energia faz automaticamente o percurso (antena) quando a polaridade (por exemplo, a cor) é provida.

Como os raios nocivos enfraquecem o corpo

Exatamente como a polaridade desequilibrada pode perturbar as funções de um aparelho de televisão, nosso corpo pode ser prejudicado por vibrações impróprias (alimentos ou drogas), especialmente as que provêm de fora do espectro visível (raios X e microondas, por exemplo). Infelizmente, uma parte cada vez maior dos alimentos que são consumidos atualmente é esterilizada por irradiação para que se conserve por mais tempo. Grande parte desse tratamento radioativo (raios de fora do espectro visível) é nociva, pois destrói a energia vital dos alimentos. Essa irradiação nociva pode ter conseqüências graves em nosso corpo físico, como enfraquecimento do sistema imunológico.

O mesmo se aplica aos fornos de microondas, que utilizam vibrações perigosas fora da freqüência infravermelha. Embora haja uma radiação natural de energia cósmica de diferentes freqüências fora do espectro visível, para a Terra, ela é filtrada pela atmosfera terrestre. Por isso, altos níveis de microondas ou raios X, por exemplo, não são naturais na superfície do planeta. Conseqüentemente, a vida terrestre não teve necessidade de criar uma defesa contra esses raios. É por esse motivo que os alimentos irradiados e outras vibrações de freqüências artificiais danosas podem causar efeitos colaterais nocivos a longo prazo em todas as formas de vida.

Em outras palavras, quando equilibramos os níveis de energia (polaridades) em nosso corpo, por razões de segurança, as vibrações dessas energias devem ser restritas ao espectro visível de cores ou, então, é aconselhável lançar mão dos efeitos harmonizantes das oitavas de cura por meio do magnetismo ou do som, a não ser que haja uma necessidade muito específica de usar ou a extremidade ultravioleta ou a infravermelha do espectro. As vibrações prejudiciais devem ser evitadas pelo menos durante o restabelecimento.

Como o nosso corpo muda constantemente seus padrões energéticos, o que ocasionalmente causa desarmonia, a luz colorida é o meio simples e apropriado de corrigir qualquer desequilíbrio energético. Fazendo uso apenas do espectro de luz visível, a 49ª Técnica Vibratória não tem nenhum efeito nocivo quando aplicada de modo correto, mesmo que em doses excessivas (o que não é recomendado). Certas sensações ou sintomas servem como advertência para interromper a sessão ou alterar a freqüência vibratória (cor). Entretanto, os sintomas que ocorrem em conseqüência do uso excessivo de luz colorida tendem a desaparecer sem efeitos negativos prolongados. Não há outro meio de controlar os desequilíbrios energéticos (doenças) — nem na medicina convencional nem em qualquer outra — que seja tão eficaz e apresente tão poucas chances de provocar efeitos colaterais nocivos.

A importância do equilíbrio entre as polaridades corpo/mente/emoção

O equilíbrio das polaridades é necessário para a saúde de todo o sistema físico/emocional/mental, o qual consiste em pólos bioelétricos. A forma física tem duas principais camadas de energia à sua volta (sem considerar a aura da saúde, aqui separada), que são a aura emocional mais densa e a aura mental mais refinada (Ilustração 2-2). Nesse sistema, a energia dos padrões racionais, mentais e mesmo das camadas etéricas superiores, representa o pólo bioelétrico positivo (elétrico negativo). Nossas emoções — o modo pelo qual nos expressamos — deveriam ser em geral o pólo neutro do equilíbrio, da paz, enquanto a matéria física densa de nosso corpo (nossos órgãos) pode ser classificada como o pólo bioelétrico negativo (ver Ilustração 2-2). Os raios de energia que atravessam a camada neutra (a aura emocional) parece ligar os pólos positivo (aura mental) e negativo (corpo físico). Se esses três planos estão em desarmonia, ocorre o desequilíbrio bioelétrico, resultando em doenças nos planos mental, emocional e físico.

O centro neutro do nosso espectro energético — nosso espaço emocional — pode ser diretamente afetado por acontecimentos físicos. Por exemplo, a fome pode ter um efeito quase devastador sobre nossas emoções. Nosso corpo emocional, que deveria ser calmo e neutro, pode então se desequilibrar. Por exemplo, constatamos a hiperatividade sobretudo depois de comermos excesso de amido e de açúcar branco, os quais afetam nosso corpo emocional, bem como nossos corpos físico e mental.

Os desequilíbrios podem também facilmente ter origem não física, como pensamentos negativos e, especialmente, emoções negativas (a ansiedade, a preocupação, os choques, o ciúme, a raiva, etc.). É por essa razão que na Índia os iniciantes nas práticas espirituais são instruídos a manter pensamentos positivos e emoções neutras, que promovam a paz.

Infelizmente, muitas decisões são tomadas durante uma reação emocional a um evento. Como essa energia negativa afeta a harmonia física/mental/emocional, ela também começa a alterar os processos físicos normais (a pressão arterial, as batidas cardíacas e as funções digestivas, por exemplo). Quando o processo continua, ele se agrava e acaba esgotando o sistema. A energia e a tensão nervosas tendem então a procurar o equilíbrio imediato, pois infelizmente se acredita que é possível alcançá-lo por meio de estimulantes, como o café e o álcool em demasia, de alimentação inadequada (farinha e açúcar refinados, gorduras e proteínas animais) ou de condicionamento físico inadequado. Esses recursos podem ter um efeito apenas provisório e acabarão por esgotar todo o sistema bioelétrico. A maneira com que tratamos nosso corpo, os alimentos que comemos, as toxinas às quais nos expomos ou inalamos, os exercícios que praticamos ou não praticamos, tudo isso tem o efeito global de desequilibrar as energias de nosso sistema físico/mental/emocional.

Pela simples observação de nós mesmos (sem julgamentos), nos planos mental, emocional e físico e pelo reconhecimento de nossas fraquezas — sejam elas criadas por nós mesmos ou resultantes do meio ambiente poluído — podemos começar a fazer correções por meio do uso das vibrações das cores apropriadas que neutralizem os desequilíbrios. Entretanto, mesmo quando não sabemos o que precisa ser curado em nossos sistemas, as cores usadas para um sintoma podem também curar o que não é percebido em outras áreas ou em outros níveis, pois seus efeitos são capazes de equilibrar vários níveis.

A polaridade das cores

Na cromoterapia, a extremidade ultravioleta ou azul do espectro assemelha-se, em efeito, ao lado elétrico negativo; e a extremidade vermelha ou infravermelha, ao lado elétrico positivo. As vibrações da cor verde são neutras e harmonizam a polaridade eletromagnética. Os efeitos eletromagnéticos também estão relacionados com o equilíbrio ácido/alcalino do corpo. Altos níveis de acidez em geral causam inflamações, inchaços e febre, duplicando os efeitos de vibrações vermelhas excessivas no corpo. Nesse caso, são usadas as colorações azuis para equilibrar. Altos níveis de alcalinidade — excesso de azul no corpo — são sedativos, o que pode resultar num excesso de relaxamento. Nesse caso, são usadas cores quentes para estimular. Quando os dois pólos (vermelho/ácido, azul/alcalino) estão em equilíbrio, temos uma polaridade funcionando bem, como ocorre quando o oxigênio (O) (azul) e o hidrogênio (H) (vermelho) combinam-se para formar H_2O (água), que é neutra e, em seu fluxo, levemente alcalina — como deve ser o corpo.

Para entender melhor os efeitos das cores, considere o uso de compressas quentes e frias. O calor é estimulante, como o é a extremidade vermelha do espectro das cores, e atrai atividade (sangue) para a área. O calor, por exemplo, atrai a corrente sangüínea para a superfície do corpo e, dessa maneira, as células são supridas de nutrientes. Por outro lado, as temperaturas frias (a extremidade azul do espectro visível) têm a tendência de acalmar e transmitir bem-estar à área, aliviando inchaços e levando o sangue mais profundamente para os tecidos.

Com a polaridade das cores, temos um meio extremamente eficaz de estimular, de acalmar ou de neutralizar a energia em desequilíbrio no corpo e nas camadas da aura (o sistema de três corpos).

Análise da aura e do que ela pode revelar

Por ser o corpo um produto da substância energética ou aura, no interior da qual o corpo teve origem, a aura conta a história de cada órgão, célula ou molécula aos que são capazes de lê-la. A aura revela nossos ideais e metas na vida, nossas frustrações e, para nossos propósitos, nosso estado de saúde. À medida que os padrões da nossa personalidade mudam, podemos acompanhar o progresso ou a ausência dele, determinar se aproveitamos ou não as oportunidades. Embora a duradoura vibração da personalidade esteja na aura, o nosso estado de espírito, tão variável, também é facilmente visível. Como pode a aura nos dar todas essas incríveis informações? Ela nos fala através de suas muitas vibrações, expressas em cores. Temos apenas que aprender a lê-las.

A aura, embora circunde todo o corpo, é mais evidente em volta da cabeça e dos ombros, pois as glândulas mais importantes e as principais ligações nervosas estão ali situadas. A mente e as emoções são provavelmente os fatores principais que determinam as cores da aura; entretanto, o meio ambiente também pode exercer influência. A maioria das cores da aura está em constante mutação e constitui uma mescla que representa desequilíbrios provisórios ou permanentes. Uma aura perfeita seria provavelmente totalmente branca, resultante do equilíbrio perfeito das cores dos sete principais chakras (ver Ilustração 2-3) — uma vez que as cores do arco-íris perfeitamente equilibradas se transformam em branco quando giradas num disco. Os chakras

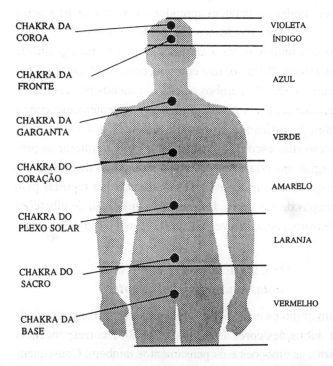

Ilustração 2-3. Relação chakras/cores. Como as cores da 49ª Técnica Vibratória correspondem ao sistema dos chakras e às várias partes do corpo.

são os sete principais campos energéticos relacionados com os principais órgãos do corpo.

Hoje em dia qualquer pessoa pode ver as reações da aura por meio de um equipamento Tesla-Kirlian. Esse aparelho consegue registrar as condições da pessoa pela simples fotografia das mãos e dos pés. Entretanto, com o treinamento apropriado, pode-se ver diretamente a aura e ler os pontos fortes e fracos de outras pessoas, bem como seus padrões de saúde, seus talentos ou infortúnios, e até mesmo prever a morte próxima. E o mais importante, podemos também aprender a ver ou a sentir a nossa própria aura, possibilitando-nos curar a nós mesmos.

Sentimos muitas vezes a aura dos outros muito claramente quando dizemos, "Esta cor não combina com você" ou "Esta cor lhe cai muito bem". Em ambos os casos, estamos percebendo as cores necessárias e comparando-as subconscientemente com a aura e com a vestimenta da pessoa. As cores que uma pessoa usa refletem suas escolhas inconscientes para equilibrar as próprias energias, quando a sensação ou a intuição as determina. As cores de que a aura necessita podem em parte ser repostas pelo uso de roupas dessas cores. Entretanto, a aplicação de vibrações de luz eletromagnética (luzes coloridas) é mais rápida e eficaz.

Os significados das cores e as notas musicais equivalentes

Assim como os estados dos órgãos físicos são expressos por meio de vibrações/cores (ver Ilustração 2-3, correspondência cor/chakra), as emoções e os pensamentos também. Conseqüentemente, as cores da aura nos informam sobre o estado atual da personalidade. Indicamos aqui os significados das cores e as notas musicais correspondentes, conforme formulou Dinshah ao relacionar, com bases científicas, as notas musicais às cores.

VERMELHO: Nota musical correspondente, *G*, dó. O vermelho na aura indica uma tendência para o físico e para o materialismo, com um vivo interesse pelos aspectos físicos da vida (predominância do chakra da base). Essa cor revela uma pessoa vigorosa, ativa e enérgica, geralmente com uma natureza calorosa, afetuosa, porém impulsiva e apaixonada; também pode ser dominadora ou irada.

Pode ser sinal de coragem, de amor apaixonado, de ódio e de desejo de vingança. O vermelho na aura pode indicar um baixo nível energético e problemas com o sistema nervoso. Quanto mais vivo, alegre e luminoso for o vermelho, mais calorosa e generosa será a pessoa. Quanto mais escura for essa cor, mais impulsiva será a pessoa: pode também ser maliciosa.

1. Vermelho-claro e luminoso: Orgulho, generosidade, ambição positiva.
2. Vermelho-escuro: Raiva
3. Vermelho-escuro rubro: Sensualidade
4. Vermelho-escuro turvo: Crueldade
5. Rosado: Visto freqüentemente em crianças e adultos espiritualizados; sinal de amor e de vitalidade.

LARANJA: Nota musical correspondente, *A*, ré. O laranja-claro indica que a pessoa pensa nos outros e os leva em consideração, que é vital e saudável, com certa predominância do segundo chakra. Os tons mais avermelhados indicam egoísmo e orgulho. Certas tonalidades do laranja podem também indicar problemas renais.

1. Laranja-dourado claro: Vitalidade, saúde, autocontrole, ponderação, equilíbrio.
2. Laranja avermelhado: Orgulho, egoísmo.
3. Laranja amarronzado: Intelecto fraco, falta de ambição.

AMARELO: Nota musical correspondente, *A*, ré sustenido. Amarelo-dourado indica uma pessoa saudável que cuida de si mesma e é feliz e despreocupada. Revela força mental e capacidade de concentração, além de uma tendência para objetivos mais elevados e para ter o terceiro chakra aberto.
1. Amarelo-dourado claro: Espiritualidade, otimismo, inteligência, talento para negócios, despreocupação, bom intelecto.
2. Amarelo alaranjado: Intelecto forte.
3. Amarelo turvo: Indecisão, fraqueza de caráter.
4. Amarelo turvo escuro: falta de praticidade, ciúme, suspeita.

VERDE: Nota musical correspondente, *C*, fá. O verde é a cor da vegetação e da tolerância, não é uma cor dominante. A cor de um chakra do coração aberto é verde vivo, a cor da independência, da paz e da regeneração.
1. Verde azulado vivo: Lealdade e delicadeza.
2. Verde vivo: Individualismo, energia regenerativa, independência, liberdade, sucesso, prosperidade, dom para cura, versatilidade, adaptação e consideração.
3. Verde amarelado: Simpatia.
4. Verde-escuro: Medo, religiosidade, inveja.
5. Verde-oliva: Engano, traição.

AZUL: Nota musical correspondente, *D,* sol. O azul é uma cor de inspiração positiva na aura. As tonalidades escuras indicam mais profundidade e dedicação, com o desenvolvimento do chakra da garganta (verdade). Os tons mais claros indicam um esforço para amadurecer.

1. Azul-claro: Pouca capacidade, mas perseverança apesar dos reveses; idealismo, bondade.
2. Azul médio: Pessoa diligente, realizada, autoconfiante, leal, sincera, dedicada.
3. Azul-escuro: Tendência para se esforçar arduamente na tentativa de alcançar um objetivo; incomum, com uma missão altruísta; espiritualizada ou religiosa, porém, às vezes, taciturna.

ÍNDIGO: Nota musical correspondente, *D#*, sol sustenido. A cor índigo denota intuição (estimulando a terceira visão ou chakra da fronte), integridade, devoção, sinceridade, espiritualidade e, muitas vezes, a vontade de ajudar os outros em um nível mais profundo da existência.

1. Índigo vivo: Necessidade de curar e de buscar significados mais profundos, muitas vezes fixando-se nos tons mais profundos de azul, uma vez alcançados os objetivos.
2. Índigo azulado: Pessoa benevolente, porém sujeita a problemas de coração e de estômago.

VIOLETA: Nota musical correspondente, *E*, lá. O violeta raramente é visto na aura, pois ele é próprio dos espíritos altamente desenvolvidos, que têm o chakra da coroa aberto. O violeta é uma combinação do azul da busca e da devoção religiosas com o poder e a vitalidade do vermelho. É a cor do iniciado, a cor da magnificência, da transcendência, do poder e da autoridade espirituais. Ele também significa sensibilidade e, como as nuanças índigo na aura, as tonalidades violeta podem indicar proble-

mas cardíacos ou estomacais devido ao pouco desenvolvimento dos chakras inferiores.
1. Violeta claro: Indica um alto desenvolvimento (embora todos os sete chakras possam não estar em equilíbrio).
2. Violeta avermelhado: Provável arrogância.

BRANCO: Cor da perfeição (ou da integração), significa que o espírito encontra-se em perfeito equilíbrio interior e com o cosmos. Assim como as cores de cura se combinam em perfeita harmonia para criar o branco, com as cores dos chakras deve ocorrer o mesmo. É por apresentar esse equilíbrio que os santos são representados com auras brancas e que Cristo apareceu diante de alguns de seus discípulos "vestido de branco", isto é, com uma aura branca.

PRETO: Quando o preto é misturado com o branco, temos o cinza. As tonalidades cinzentas na aura representam falta de imaginação, convencionalismo, reserva, obstinação, formalidade e perseverança.

Quanto mais escuras as tonalidades cinzentas, maior o embotamento, a depressão e o pessimismo na personalidade. Essas pessoas são freqüentemente solitárias e precisam se libertar das restrições que impõem a si mesmas. Manchas escuras na aura podem indicar doenças, ausência de órgãos ou influências obscuras, que podem ser sanadas pela 49ª Técnica Vibratória.

Quando as áreas escuras da aura são acrescidas de vermelho, a negatividade é dirigida para fora, revelando ódio, vingança e mesmo intenções homicidas. Pode-se entender por que as pessoas na Idade Média, tendo mais consciência da aura, representavam simbolicamente o demônio com as cores preta e vermelha. Uma aura negra indica doença crônica ou contato com forças malévolas. Uma aura completamente desaparecida pode indicar a morte iminente.

Deve-se acrescentar aqui que a correspondência matemática entre as notas musicais e as cores de Dinshah é diferente da tradicional. Até aqui, as cores do arco-íris foram relacionadas com o sistema do solfejo (dó, ré, mi, fá, sol, lá, si, dó). Com o *dó* começando no G, Dinshah correlaciona algumas cores com as notas do solfejo e outras não, conforme se pode ver na seguinte tabela comparativa das correlações cor/nota de Dinshah com o sistema de solfejo cor/nota.

Dois Sistemas de Correlação entre Cores e Notas Musicais			
A. Sistema comum de Solfejo/Nota	B. Cor (Correlacionando A e C)	C. Sistema Matemático de Dinshah	Tom Equivalente alemão
Dó = G	Vermelho	G	g
Ré = A	Laranja	A	a
Mi = B (h)	Amarelo	A#	ais, b
Fá = C	Verde	C	c'
Sol = D	Azul	D	d'
Lá = E	Índigo	D#	dis'
Si = F# (fis)	Violeta	E	e'
Dó = G	Vermelho	G	g'

Os sete chakras: canais de cura universal

A aura da saúde e o corpo (ver Ilustrações 2-1 e 2-2) recebem energias dos níveis superiores através dos vórtices energéticos, os chakras, que são como antenas rotativas arraigadas na coluna ou nas glândulas situadas na cabeça. Há sete chakras ("rodas") principais, que correspondem às sete cores do arco-íris — e são ativadas por elas — usadas pela 49ª Técnica Vibratória (ver Ilustração 2-3). Suas correlações são as seguintes:

Vermelho: Chakra da Base	Azul: Chakra da Garganta
Laranja: Chakra do Sacro	Índigo: Chakra da Fronte
Amarelo: Chakra do Plexo solar	Branco: Perfeita Mistura das Cores

Isso significa que o vermelho ativa o chakra da base; o laranja, o chakra do sacro e assim por diante. O branco é a expressão do perfeito equilíbrio dos chakras. As pessoas que foram treinadas para isso conseguem ver essas cores dos chakras refletidas na aura. As cores de freqüência mais elevada (azuis), sendo as mais espirituais, são encontradas na parte superior do corpo. As cores de freqüência mais baixa (vermelhos) são encontradas mais próximas da terra, nos órgãos sexuais.

Cada chakra energiza e conserva certos órgãos. O equilíbrio dos sete chakras ativa a cura no corpo transmitindo energia à camada interior da aura — da saúde do corpo etérico (ver Ilustração 2-1). Isso corrige a polaridade de todo o sistema dos três corpos.

No entanto, é importante que se entenda que a 49ª Técnica Vibratória faz uso de outras cores além das sete, uma vez que todas as doze cores são necessárias hoje em dia para curar ou equilibrar as vibrações do corpo. As cinco cores adicionais estão obviamente relacionadas com os cinco chakras menores mais importantes (dos quais há mais de setenta), que são capazes de acelerar a cura quando harmonizados. É também importante que se entenda que é a exata e harmoniosa combinação dessas cores, em termos de freqüência, que cria a saúde tanto no corpo etérico como no físico. Isto é, usando um sistema cromático preciso, a aplicação será mais eficaz.

O ajuste das oscilações do corpo através do som

Todas as células do corpo têm características semelhantes à das membranas, o que as permite atuar como receptoras de som. Assim como todos os organismos vivos, o nosso corpo é um biooscilador vivo, e se assemelha aos aparelhos receptores de cristal (como em qualquer aparelho de rádio e de televisão) quanto à sua capacidade de absorver as vibrações do som (audíveis ou não). Uma série de bilhões e bilhões de partículas atômicas vibratórias que formam nossas células ressoam à chegada das vibrações sonoras. Cada parte do corpo (células, tecidos, órgãos) tem sua própria reação em freqüência. A maioria dos efeitos vibratórios ocorre abaixo do nível da consciência, como acontece com a típica corrente elétrica alternada de 60 ciclos por segundo que é usada em todos os Estados Unidos. Essa é comparável ao *B* (mi) natural (h na Alemanha) da escala musical e corresponde à cor verde-limão de Dinshah (pesquisa B.E.E.M.).

A Europa tem um sistema elétrico de 50 ciclos, correspondente à nota *G* (dó) e à cor vermelha (pesquisa B.E.E.M.). É possível que o ritmo de vida em geral mais acelerado na Europa deva-se à estimulante vibração "vermelha" de sua corrente elétrica. Embora a nossa mente possa bloquear a percepção de certos sons ou vibrações, nosso corpo, no nível das células, não é capaz disso. Nosso corpo físico está imerso num mar de vibrações que inclui sons imperceptíveis que podem causar estresse, tensão e doenças de causas desconhecidas.

A sociedade moderna, sendo basicamente visual, dá uma ênfase menor ao som do que à visão. Entretanto, tem-se muitas evidências de que o som pode não apenas prejudicar, mas também curar. Para criar sons em combinação com as luzes de cura e com a aura, temos de usar uma fórmula harmoniosa que reduza as freqüências das cores aos níveis do som para se obter um efeito sinergético mais potente.

Cimática: combinação de som e de luz para desbloquear energias

Um diapasão, quando colocado próximo das cordas abafadas de um piano, provocará ou criará uma ressonância harmoniosa nas cordas da mesma freqüência ou semelhante. Quando a pessoa percebe qual "som" (freqüência) um órgão saudável emite, então esse mesmo som (freqüência) transmitido ao órgão doente tenderá a influenciá-lo, fazendo com que ressoe uma outra vez na sua freqüência natural. Entretanto, os resultados sonoros não decorrem do volume do som (amplitude ou quantidade), mas da natureza do som (freqüência, qualidade), semelhante ao que ocorre na cromoterapia, em que a intensidade (quantidade) da fonte luminosa não é tão importante quanto a freqüência da cor (qualidade).

Por isso, a 49ª Técnica Vibratória propõe uma fórmula resumida por Dinshah que reduz matematicamente as vibrações mais altas — encontradas nas doze cores de cura — às freqüências de som audível (ver Capítulo 4).

As cores que usamos vibram no espectro visível (a 49ª oitava) entre 397 trilhões (o vermelho) e 665 trilhões (o violeta) de vezes por segundo. O ouvido humano varia aproximadamente entre 16 e 16.000 ciclos por segundo da 4ª oitava a 15ª. O alcance médio do ouvido humano é a 9ª oitava, 40 oitavas abaixo da luz visível. As freqüências mais altas (mais rápidas) do espectro visível permitem que a luz penetre em todos os níveis de existência com mais eficiência do que o som com suas freqüências mais lentas (mais densas). A luz atua primeiramente no nível etérico e é mais forte e mais eficaz por si mesma do que o som. A terapia do som atua mais no plano físico, porém pode atuar sobre os bloqueios energéticos através das células e da coluna vertebral. Entretanto, juntos, a luz e o som podem reforçar sinergicamente um ao outro para promoverem uma saúde melhor.

Podemos comparar o processo de cura que combina a luz e o som com o uso de três diapasões. Três diapasões iguais (representando cor, som e células do corpo) são afinados na mesma altura. Quando um deles é tocado, os outros vibram em ressonância com o primeiro. De maneira semelhante, quando se coloca dois órgãos do corpo em sintonia, e fazendo-os vibrar harmoniosamente através do som e/ou da luz, os tecidos entre eles também refletem esse movimento da nova energia, libertando-se dos bloqueios ou de doenças em desenvolvimento.

A orquestra da vida: harmonização com o ciclo verde da Terra

Podemos comparar o corpo com uma orquestra completa, em que cada instrumento (órgão) vibra na freqüência que lhe é natural e em harmonia com as vibrações de todos os outros instrumentos. Também encontramos essa "orquestra afinada" entre o homem e a natureza. Em estado de relaxamento (por exemplo, na meditação), o cérebro humano vibra a uma freqüência de sete a oito ciclos por segundo (estado alfa). Todo o corpo está então relaxado e receptivo à cura quando o cérebro atinge essa freqüência. Talvez não surpreenda o fato de que a Terra também vibre a cerca de oito ciclos por segundo, resultante da velocidade da radiação eletromagnética dividida pela circunferência da Terra.

Essa freqüência da Terra corresponde à freqüência do Verde de Dinshah (pesquisa B.E.E.M.), que equilibra os processos excessivamente rápidos ou demasiadamente lentos dos órgãos. Não é de surpreender que todas as formas de vida dotadas de sistema nervoso estejam harmonizadas com essa relaxante freqüência verde da Terra. Nossa orquestra hipotética (o corpo) emite essa freqüência de oito ciclos, e reage a ela. No interior do organismo humano (como na orquestra), cada componente, com sua qualidade tonal única, toca suas próprias notas. Exatamente como o violino tem uma qualidade tonal e uma contribuição temática diferentes das da flauta, a vibração do coração é diferente da do baço. Entretanto, todos eles tocam em perfeita harmonia uns com os outros.

Antes da afinação, os instrumentos da orquestra podem estar em dissonância, como acontece com os órgãos do corpo de vez em quando. Uma sintonização ocasional dos instrumentos, sem um planejamento cuidadoso não pode funcionar nem com respeito à orquestra nem ao corpo humano. Pela introdução de vibrações de cor bem sintonizadas — tão harmoniosas quanto às do ciclo da Terra — a 49ª Técnica Vibratória pode ajudar a curar o corpo sem provocar efeitos colaterais danosos.

Pode-se usar fitas com gravações de sons harmoniosos equivalentes a cada cor para acompanhar o tratamento com luzes coloridas, devendo-se, obviamente, seguir a fórmula de redução exata de Dinshah. (Ver Capítulo 4.)

Efeitos do monocórdio/cor e ritmo sobre o corpo

Os músicos gregos tinham consciência de que mesmo uma nota só, chamada monocórdio, pode afetar as pessoas e os animais. Eles eram capazes de identificar o tom que representava a chave para o estado de saúde perfeito de uma determinada pessoa e, tocando constantemente essa nota numa flauta, curavam essa pessoa. As religiões orientais fazem isso através de mantras com várias seqüências de um único tom.

O uso do monocórdio pela 49ª Técnica Vibratória, semelhante ao dos gregos, atua tanto nos níveis superiores como nos mais densos (físicos) de energia vital para efetuar a cura. Como fazemos uso de uma fórmula de redução direta para passar da freqüência visível para a audível, relacionamos os vermelhos (estimulantes) com os sons mais baixos (freqüências mais lentas) e os azuis (calmantes) com os mais altos (freqüências mais rápidas).

Sabe-se que uma batida rápida ou uma melodia de ritmo acelerado estimula o sistema nervoso, e que melodias e ritmos mais lentos podem induzir o sono repousante e tranqüilizam a mente. Ainda não se sabe perfeitamente por que a cor de vibrações lentas (vermelho) estimula, mas os ritmos mais lentos acalmam.

Quando se presta atenção ao corpo em ambientes tranqüilos, pode-se sentir os sons rítmicos percorrendo o corpo. Um simples zumbido pode demonstrar como as ondas sonoras produzem diferentes efeitos no corpo — como as vibrações da cromoterapia. Pelo uso apropriado da terapia dos sons e das cores, o sistema nervoso e todo o sistema de três corpos podem voltar a dançar de acordo com um ritmo energético harmonioso.

A interação entre a música e o sistema dos chakras

Para tornar o som monocórdio interessante, acrescentamos mais instrumentos orquestrais que acompanham o monocórdio, desde o suave instrumento de sopro de madeira até os tambores mais rítmicos. É interessante notar que, na terra musical, o termo para esta variação seja "timbre", denotando a sensação amplamente diferenciada proporcionada pela diferente qualidade tonal de cada instrumento. Na 49ª Técnica Vibratória, o arranjo sonoro, no qual o tom é relacionado com a cor, um ritmo especial é também importante em termos do processo de cura, pois são os padrões rítmicos que ajudam na abertura dos sete chakras. Supomos que um tipo suave de *jazz* abre o sexto e sétimo chakras; que os acordes do *rock* e do *heavy metal* estimulam os chakras da base e do sacro; e que o *reggae* abre os chakras intermediários (terceiro, quarto e quinto). (Ver Ilustração 2-3.)

Os arranjos sonoros da 49ª Técnica Vibratória — usando os devidos monocórdios — são tocados com sete instrumentos diferentes que atuam sobre os chakras. O terceiro olho é estimulado em primeiro lugar com os sons de zunidos; em seguida, os sons concentram-se em cada um dos chakras, do chakra da base ao chakra da coroa. Cada fita, com um som monocórdio básico, refere-se a uma única cor. Por exemplo, um sintetizador concentra-se no C médio (fá) (verde no espectro das cores) por uma hora com qualidades tonais de sete instrumentos para abrir os sete chakras.

Correlações entre Cores, Chakras e Sons

Cores	Chakras	Tom (Monocórdio)	Sons Instrumentais	Ritmos
Vermelho	da Base	G (dó)	Grilos	*Rock* suave
Laranja	Sacro	A (ré)	Harpa	*Rock* suave
Amarelo	Plexo Solar	A# (ré) (sustenido)	Flauta de madeira	*Reggae*
Verde	Coração	C (fá)	Sinos/Tambores	*Reggae*
Azul	Garganta	D# (sol) (sustenido)	Ondas do mar	*Reggae*
Índigo	Fronte	D# (sol) (sustenido)	Abelhas/Insetos zunidores	*Jazz*
Violeta	Coroa	E (lá)	Som Om	*Jazz*

Em muitos países usa-se tradicionalmente a música com o objetivo de curar. Bons conjuntos musicais, tocando composições clássicas de Bach, Beethoven, Vivaldi, Mozart e Handel, podem percorrer vibratoriamente todos os chakras, abrindo-os um a um. É por isso que esse tipo de música sobreviveu à prova do tempo. Os sete chakras e seus respectivos sons, instrumentos ou ritmos são descritos a seguir.

A terapia musical harmoniosa, quando usada como complemento da cromoterapia, é como uma alimentação por via intravenosa — porém não invasiva — que energiza sem que a pessoa tenha consciência. O som transporta as ondas para o subconsciente, criando um elo vital para a cura holística. É interessante observar que os distúrbios graves (com forte dor ou febre) parecem requerer cores frias (freqüências mais rápidas), mas ritmos mais lentos; e as doenças crônicas (sem febre, mas com rigidez), cores mais quentes (freqüências mais lentas), porém ritmos mais rápidos.

A 49ª Técnica Vibratória — a precisão da freqüência áurica é seu segredo

Como o homem é um ser complexo, a cura muitas vezes parece complicada. O sistema nervoso humano, tendo-se desenvolvido por milhões de anos, é muito mais complexo do que qualquer sistema de instalação elétrica que os seres humanos jamais conseguiram criar. Esse sistema nervoso, mais sofisticado do que o mais avançado sistema de informática do mundo, contitui-se de ramificações e sinapses de campos bioelétricos e eletromagnéticos. Ele transporta correntes e cargas variadas e é capaz de obter, de armazenar e de transmitir uma quantidade incalculável de informações.

Se até mesmo médicos experientes não conseguem compreender plenamente como o ser humano consegue dobrar os dedos, de que modo poderiam compreender como o corpo realmente cura a si mesmo? O simples movimento de um dedo, que realizamos de maneira totalmente subconsciente por uma série de impulsos eletromagnéticos, permanece inexplicado. Esses impulsos geradores são produtos de nosso eu superior, relacionados com os nossos campos energéticos sutis. A energia sutil é a consciência elevada por uma sabedoria inerente que atua para o melhor do todo. Quando provida com a vibração exata, ela pode curar a si mesma e o corpo físico. Assim, quando ocorre a doença, a inserção de uma freqüência (cor), reforçada por freqüências sonoras correspondentes, pode fazer com que o campo da energia vital e o corpo recuperem o equilíbrio.

A cromoterapia é simples, porém altamente eficaz *porque* faz uso da sabedoria do próprio corpo; sua simplicidade é, de fato, a chave para a sua eficácia, atuando reticularmente fora da mente consciente, no âmbito do subconsciente.

Muitas pessoas sabem que o segredo para o sucesso na vida não é, ao contrário do que se pregou por muito tempo, necessariamente o resultado de longas horas de trabalho árduo. O que funciona na vida também funciona na cromoterapia: a precisão é o segredo. É a quantidade exata de energia necessária, nem mais nem menos, no lugar certo e na hora certa, bem como da maneira apropriada, que dá resultados. Na 49ª Técnica Vibratória, não tratamos do corpo físico isoladamente (comparável com longas horas e resultados restritos); tratamos com uma precisão exata o etérico (energia espiritual) do nosso sistema para a obtenção de resultados máximos.

3

A Harmonia das Cores

As Doze Cores de Cura e a sua Aplicação

A psicologia das cores — o poder do subconsciente

Todos nós temos modos de expressar desconforto por meio de cores. Por exemplo, podemos estar *"feeling blue"* [melancólico, em inglês], ou "verdes de inveja". Sabemos também como um dia ensolarado com um céu azul-claro pode melhorar nosso estado de espírito, ao passo que, um dia nublado e chuvoso pode ser deprimente. Isso se torna ainda mais evidente nas quatro estações: tendemos a nos interiorizar mais no final do outono e durante os meses de inverno, quando o ambiente ao ar livre apresenta menos cor; então, começamos a vicejar novamente na primavera e no verão, um pouco como as próprias plantas. Isso revela o efeito geral que as vibrações energéticas ou cromáticas podem exercer sobre nós. Cada mudança, seja de estação, de tempo ou qualquer outra, afeta a nossa maneira de pensar, de sentir e de agir.

Temos pouco ou nenhum controle sobre a maioria das funções orgânicas, de vez que elas advêm diretamente do subconsciente. Funções como a respiração, a circulação sangüínea, o controle da temperatura, a resistência às doenças e a regeneração das células são autônomas. Há um complexo sistema em funcionamento e nem mesmo os médicos com formação de alto nível conseguem explicar satisfatoriamente como funciona exatamente o sistema digestivo humano.

Por outro lado, a chamada atividade consciente do cérebro/mente dirige a maioria de nossas atividades físicas e pode

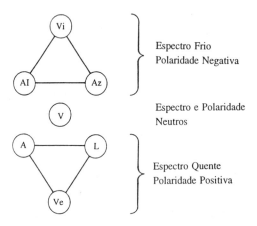

Ilustração 3-1. As cores do arco-íris e suas áreas correspondentes.
Esta ilustração indica a principal reação cromática do corpo: Os vermelhos correspondem à parte inferior do corpo; o verde ao coração; e os azuis à parte superior do corpo. (V = vermelho; L = Laranja; A = amarelo; Ve = verde; Az = azul; AI = Índigo; Vi = violeta.) O espectro frio (azuis) é elétrico negativo; o espectro quente (vermelhos) é elétrico positivo.

optar por equilibrar essa energia vital. Qualquer desequilíbrio em um dos três corpos — a mente, por exemplo — pode nos fazer adoecer. Nossos pensamentos são os principais responsáveis pela criação de energia negativa relacionada com o ódio, com a raiva, com o ressentimento, com a inveja, com o ciúme, etc., os quais estão freqüentemente relacionados com os distúrbios mentais e com outras disfunções do corpo. A fadiga, o estresse e o medo são todos gerados por energias mentais que prejudicam a saúde do corpo.

Como nosso sistema é aberto em termos de existência física, psicológica e espiritual, qualquer energia negativa que se origine na mente e nas emoções circulará por toda a nossa estrutura física. A energia negativa acaba se tornando parte de nossa própria estrutura quando se cristaliza em forma de cãibras, de cistos ou de tumores e quando prejudica os sistemas com seu movimento descontrolado.

Dessa maneira, a função de um órgão ou sistema vital pode deteriorar-se ou até mesmo cessar totalmente. As vibrações cromáticas, quando aplicadas em um sistema integrado, como na 49ª Técnica Vibratória, pode repor energias positivas tanto no sistema emocional como no físico. O campo energético e o corpo físico absorvem as vibrações cromáticas necessárias e a sabedoria da mente subconsciente promove a cura das áreas com problemas. As cores quentes tendem a ativar a parte inferior do corpo. O verde atua sobretudo na região do coração, e as tonalidades azuis correspondem à parte superior do corpo (Ilustração 3-1). (Ver Capítulo 2.)

Vamos agora observar os efeitos sobre o organismo humano de todas as doze cores utilizadas pela 49ª Técnica Vibratória.

Combinações de cores primárias, secundárias e terciárias

As três cores primárias, Vermelho (quente), Verde (neutro) e Violeta (fria), criam três cores extras ou secundárias no espectro cromoterapêutico: Amarelo, Azul e Magenta. Estas, combinadas com as cores primárias, produzem as cores terciárias: Laranja, Verde-limão, Turquesa, Índigo, Púrpura e Escarlate. Em nosso sistema, todas as cores secundárias e terciárias são derivadas e estão em harmonia com as vibrações das três cores primárias. Dessa maneira, todas as doze cores estão em harmonia uma com as outras e com a aura. (Ver Ilustração 3-2.)

Classificação das cores de cura

A série de cores primárias, secundárias e terciárias pode ser dividida em cores quentes, neutras e frias. As cores quentes são o Vermelho, o Laranja, o Amarelo e o Verde-limão; a cor neutra é o Verde; e as cores frias são o Turquesa, o Azul, o Índigo e o Violeta. As demais cores — Púrpura, Magenta e Escarlate — são as cores circulatórias derivadas das vibrações tanto do espectro quente como do frio.

O poder de cura das cores quentes (infraverdes)

As cores quentes do espectro (Vermelho, Amarelo, Laranja e Limão) são estimulantes e desintoxicantes. Via de regra, elas não devem ser usadas quando há febres ou inflamações.

O **VERMELHO**, uma cor primária, está situado em uma extremidade (infravermelha) do espectro visível. Essa cor, que tem uma conotação de calor e de fogo, é estimulante e, quando usada apropriadamente, ativa todos os cinco sentidos, o sistema nervoso sensorial e o fígado, bem como a formação de glóbulos vermelhos e de hemoglobina. O Vermelho geralmente revigora o corpo humano pela purificação do sangue, mas tem que ser usado com extrema precaução, já que costuma purificar rapidamente através da pele e agravar inflamações e doenças físicas ou emocionais. O vermelho ameniza queimaduras provocadas por raios X ou por ultravioleta. Quando tratamos o corpo com cor quente (da extremidade vermelha) durante uma semana, precisamos equilibrar o tratamento usando uma cor do outro lado do espectro (um dos azuis). O Vermelho vibra 436 trilhões de vezes por segundo.

O **LARANJA** é encontrado ao lado do Vermelho, e mais próximo do centro do espectro visível. Ele é produzido pela combinação de filtros de vidro Amarelos e Vermelhos. O Laranja estimula a energia nos pulmões e no estômago, ajudando até mesmo a provocar o vômito, se necessário. Ele eleva o ritmo da pulsação, mas não a pressão sangüínea. Essa cor também estimula a tireóide e o crescimento dos ossos, produzindo energia vital que então irradia-se por todo o corpo. O Laranja libera a energia aprisionada ou bloqueada no interior de órgãos (como em casos de cãibras, de congestão, ou de flatulência), permitindo que ela flua para outras áreas do corpo. Ajuda a curar contusões depois que o Índigo tiver sido usado para tratar o inchaço. O Laranja e suas vibrações exercem efeito importante sobre o corpo etérico e é considerado um meio de elevar o estado de ânimo da pessoa. O Laranja vibra 473 trilhões de vezes por segundo.

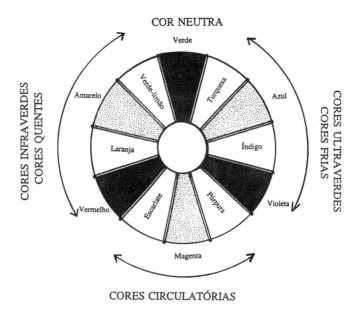

- ■ Cores Primárias: Vermelho, Verde, Violeta
- ▨ Cores Secundárias: Amarelo, Azul, Magenta
- ☐ Cores Terciárias: Laranja, Verde-limão, Turquesa, Índigo, Púrpura, Escarlate

Ilustração 3-2. Disposição das doze cores que estão em harmonia com a aura. Todas elas são usadas na 49ª Técnica Vibratória.

O **AMARELO**, a terceira cor da extremidade infravermelha, é uma combinação vibratória do Vermelho e do Verde. Essa cor secundária serve como estimulante para o sistema nervoso autônomo e sensorial. O Amarelo tonifica os músculos, ativa as glândulas linfáticas (que, por sua vez, purificam o sangue) e melhora o sistema digestivo, estimulando os intestinos, o pâncreas e os sucos digestivos. Ele é considerado um purificador e, quando devidamente usado, pode acabar com muitas das toxinas ou parasitas da região digestiva. Ele remove imperfeições na pele pela estimulação do sistema linfático e age como purificador na corrente sangüínea.

O Amarelo, a cor da mente ou do intelecto, pode elevar estados emocionais de baixa energia (depressão, apatia, desânimo). Como as outras cores quentes, ele precisa ser equilibrado com uma cor do lado azul uma vez por semana, já que o processo de purificação pode, às vezes, provocar atividades purgativas excessivas nos sistemas excretórios (diarréia ou febre). O Amarelo vibra 510 trilhões de vezes por segundo.

O **VERDE-LIMÃO** é uma combinação do Amarelo e do Verde. Ele estimula o cólon como um laxante suave e ativa a glândula vascular, um órgão importante do sistema imunológico. Ele ajuda a formar os ossos e é um excelente desintoxicante para drogas fortes. Por isso, o Verde-limão é em geral considerado como o purificador máximo, pois expele toxinas como chumbo, DDT ou arsênico rapidamente através da pele e da aura. Dissolve coágulos de sangue muitas vezes em horas, revigora o corpo e aos poucos elimina até mesmo toxinas que estão há muito tempo no organismo. Ele nutre e reconstitui as células afetadas por doenças crônicas pelo acréscimo de vibrações minerais no corpo e estimula o cérebro. Ele é equilibrado por uma das cores azuis (especialmente o Turquesa) uma vez por semana. O Verde-limão vibra 547 trilhões de vezes por segundo.

O poder de cura da cor neutra verde

Quando estiver em dúvida por não saber que cor escolher, use o Verde neutro. Ele pode resolver problemas provocados por atividade excessiva ou insatisfatória. O Verde é a cor principal, o centro do espectro. Alivia as tensões, equilibra o cérebro e estimula a glândula pituitária, que controla todas as outras glândulas do corpo. O Verde é também a cor predominante na vegetação deste planeta. Essa cor harmonizante reconstrói células e tecidos e é a cor que cura todas as doenças, crônicas ou graves. Muitos distúrbios podem ser sanados simplesmente pelo uso do Verde, como um anti-séptico, germicida e desinfetante, pois ele elimina microorganismos e impede a decomposição. É a principal cor usada para combater o resfriado comum, a intoxicação alimentar e as infecções bacteriológicas. Quando as excreções do corpo são devidamente eliminadas, as bactérias não conseguem sobreviver no tecido saudável. O Verde também desenvolve os músculos e os tecidos, especialmente quando combinado com o Turquesa. Ele libera tensões e regula o corpo etérico. Como o Verde é uma cor neutra, não há necessidade de equilibrá-la uma vez por semana. O Verde vibra 584 trilhões de vezes por segundo.

O poder de cura das cores frias (ultraverdes)

No outro lado do espectro, na direção da extremidade ultravioleta, estão as cores Turquesa, Azul, Índigo e Violeta. Elas aliviam a febre e amenizam vários tipos de dor. Elas não devem — via de regra — ser usadas em casos de hipotermia (temperatura abaixo da normal) ou de queimaduras por raios X ou ultravioleta.

O **TURQUESA** (combinação de Azul e Verde) é o oposto do Verde-limão. Ele reconstitui a pele e é especialmente eficaz na reparação e na nutrição das células com distúrbios graves. Quando usado com o Verde ou com o Azul, o Turquesa é extremamente eficaz na cura de infecções, de queimaduras e de ferimentos. Ele é especialmente recomendado para queimaduras de terceiro grau, em combinação com óleo de coco, depois de se ter aplicado Azul, para curar a pele sem deixar cicatrizes, ou deixar apenas cicatrizes leves. O Turquesa acalma o cérebro. Ele ajuda a eliminar todos os tipos de febres baixas, especialmente dores de cabeça e outras pressões intracranianas. O Turquesa é também uma vibração eficaz para induzir o sono profundo (além do Azul, do Índigo, do Violeta e do Púrpura) e pode ser usado como substituto de comprimidos para dormir, por seu efeito calmante sobre a mente. O Turquesa é equilibrado uma vez por semana pelo Verde-limão. Ele vibra 621 trilhões de vezes por segundo.

O **AZUL** estimula a eliminação de toxinas através da transpiração, estimula as capacidades intuitivas e é um revitalizante. Ele diminui a irritação e a dor causadas por queimaduras e coceiras, provendo um sono mais repousante. O raio de oxigênio encontrado no Azul impregna os pulmões e age juntamente com o raio de hidrogênio Vermelho para aliviar a febre e a inflamação. O Azul ativa a glândula pineal, e é a cor do espírito. Ela é equilibrada uma vez por semana por uma das cores quentes. O Azul vibra 658 trilhões de vezes por segundo.

O **ÍNDIGO** é a próxima cor do espectro. É uma cor refrescante que ativa a paratireóide e acalma a tireóide. Ela controla os abscessos e alivia ou elimina descargas e sangramentos, mesmo no cérebro. Também acalma o sistema respiratório, reduz inchaços e tem um efeito anestésico sobre o corpo (por isso, é usado para o alívio da maioria das dores). O Índigo pode melhorar o estado emocional de uma pessoa por seu efeito sedativo, e tem, em geral, uma vibração energética que propicia a paz interior. Ele também tem características contrativas com as quais pode firmar, tonificar e enrijecer a carne e curar tumores, inchaços e incrementos malignos. Ele é equilibrado por uma das cores quentes uma vez por semana. O Índigo vibra 695 trilhões de vezes por segundo.

O **VIOLETA** é a última cor da extremidade azul e, por isso, tem o comprimento de onda mais curto das cores visíveis. Ele inibe a fome (e, portanto, o peso) pela tranqüilização do processo metabólico, e acalma todos os órgãos hiperativos do corpo, menos o baço. Ele relaxa os músculos, inclusive o coração, e tem propriedades antibióticas pela estimulação da produção de leucócitos, que destroem as bactérias nocivas. O Violeta estimula o baço e acalma as glândulas linfáticas. É também um purificador do sangue e ajuda a manter o necessário equilíbrio mineral em nosso corpo, como todas as outras cores. Por acalmar os nervos, ele é um meio auxiliar para a meditação e para o sono. O Violeta pode aliviar a dor depois de ter-se tentado com o Índigo. Ele é equilibrado por uma das cores quentes uma vez por semana. O Violeta vibra 731 trilhões de vezes por segundo.

O poder de cura das cores circulatórias

Além dessas nove cores quentes, neutras e frias, há três outras cores no espectro visível que harmonizam a energia com propósitos específicos de cura, especialmente as funções cardíacas, renais e circulatórias. Essas três cores adicionais utilizadas na 49ª Técnica Vibratória são o Magenta, o Púrpura e o Escarlate (Ilustração 3-2).

O **PÚRPURA** (combinação do Violeta e do Amarelo) acalma as emoções, bem como a atividade das artérias. Ele estimula a atividade nas veias e alivia dores de cabeça e a pressão extremamente dolorosa causada pela redução da sensibilidade. Ele diminui a pressão sangüínea e induz o sono. O Púrpura diminui a atividade excessiva dos rins e das glândulas supra-renais e reduz a atividade sexual e os batimentos cardíacos, fortalecendo assim os órgãos quando muito ativos e esgotados. Diminui a cólica menstrual e o sangramento nos pulmões. O Púrpura pode também ser usado quando a relação coração/pulmão o exigir (ver Capítulo 4). O Púrpura pode eliminar a recorrência de febres altas associadas com doenças como a malária e a febre reumática. Ele é equilibrado com o Escarlate uma vez por semana. O Púrpura vibra 621 trilhões de vezes por segundo.

O **MAGENTA** (combinação do Vermelho e do Violeta) equilibra as emoções. Ele normaliza a pressão sangüínea, elevando-a ou abaixando-a. Equilibra distúrbios como desejos sexuais anormais se combinado com o Turquesa e com o Púrpura. O Magenta estimula e abastece os rins, as glândulas supra-renais, o coração e o sistema circulatório. Ele também estimula a formação da aura e, como o Verde, pode ser usado para curar a maioria dos distúrbios energéticos. O Magenta é uma cor neutra e não precisa ser equilibrada uma vez por semana por outra cor. Ele vibra 584 trilhões de vezes por segundo.

O **ESCARLATE** (combinação do Vermelho e do Azul) acelera os batimentos cardíacos, estimula as artérias e regula a atividade vascular (o contrário do Púrpura). Ele eleva a pressão sangüínea, estimula os rins e as glândulas supra-renais e intensifica as emoções pelo aumento da sensibilidade. O Escarlate estimula todas as funções do organismo e também acelera o fluxo menstrual moroso. Ele pode apressar o nascimento por ocasião do parto e é equilibrado pelo Púrpura uma vez por semana. O Escarlate é a mais eficaz das doze cores que curam e precisa ser usado com muito cuidado. O Escarlate vibra 547 trilhões de vezes por segundo.

O sistema de cores complementares em perfeita harmonia com a aura

Dez das doze cores que curam têm uma cor complementar (ver Ilustração 3-3) ou uma vibração usada para equilibrar ou contrabalançar seus efeitos vibratórios. É importante, em alguns casos, usar a cor complementar exata para esse propósito. Se um contrabalanceamento exato não é necessário, basta que se equilibre cores quentes com qualquer uma das cores frias — e vice-versa — de vez em quando. O Púrpura continua a ganhar equilíbrio com o Escarlate e vice-versa.

A 49ª Técnica Vibratória em geral estabelece uma regra de sete: para cada seis aplicações de uma cor predominante, outra cor do lado oposto do espectro deve ser usada para equilibrar. Isto é, após o uso de qualquer cor quente por uma semana, use uma cor fria. A cor principal para contrabalançar as cores quentes é o Turquesa; o Verde-limão contrabalança as cores frias. Entretanto, em situações de extrema limpeza (febres, diarréia, erupções de pele, etc.) a cor complementar exata, conforme indicações abaixo, pode ser necessária. A cor complementar também pode ser necessária uma vez (ou várias vezes em alguns casos) não correspondendo à cor indicada nas listas do Apêndice.

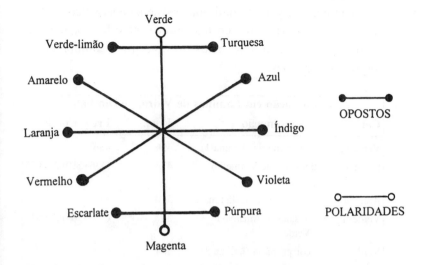

Ilustração 3-3. As cores complementares. Essas freqüências cromáticas regulam os efeitos de umas sobre as outras quando necessário.

As cores complementares (opostas) para a cromoterapia são as seguintes:

Cores Complementares		
Vermelha	↔	Azul
Laranja	↔	Índigo
Amarelo	↔	Violeta
Verde-limão	↔	Turquesa
Verde	↔	sem cor complementar (polaridade com o Magenta)
Escarlate	↔	Púrpura

Cada um dos dez pares de cores complementares atuam em oposição entre si para reequilibrar o sistema energético. O Magenta e o Verde não têm opostos, porque são o fulcro, afetando as vibrações de ambos os lados do espectro e equilibrando o corpo e as emoções.

| Composição em Lâminas de Vidro, de Dinshah ||||
Cor	Combinação	Freq.	Freq. Comb.
Vermelho	cor primária (lâmina 1)	436	436
Laranja	mistura de Vermelho e Amarelo	473	(436+510)/2 = 473
Amarelo	cor secundária (lâmina 2)	510	510
Verde-limão	mistura de Amarelo e Verde	547	(510+584)/2 = 547
Verde	cor primária (lâmina 3)	584	584
Turquesa	mistura de Azul e Verde	621	(658+584)/2 = 621
Azul	cor secundária (lâmina 4)	658	658
Índigo	mistura de Azul e Violeta	695	(658+731)/2 = 695
Violeta	cor primária (lâmina 5)	731	731
Púrpura	mistura de Violeta e Amarelo	621 ao contrário	(731+510)/2 = 621
Magenta	mistura de Vermelho e Violeta	584 ao contrário	(436+731)/2 = 584
Escarlate	mistura de Vermelho e Azul	547 ao contrário	(436+658)/2 = 547

Como as doze cores de Dinshah baseiam-se nas três cores primárias (Vermelho, Verde e Violeta), ele precisou de apenas cinco lâminas de vidro das cores primárias e secundárias para criar todas as doze vibrações de cura (ver tabela anterior e Ilustração 3-4). Essa simplicidade revela a harmonia e a precisão deste sistema cromático. As cores são misturadas da maneira que se segue por meio de lâminas de vidro na cores Vermelho, Amarelo, Verde, Azul e Violeta, não sendo possível combiná-las por meio dos filtros plásticos usados atualmente.

Como, entretanto, as lâminas de vidro quebram-se facilmente e é difícil refazer exatamente as mesmas combinações, reco-

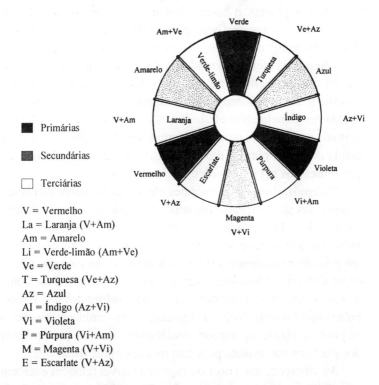

V = Vermelho
La = Laranja (V+Am)
Am = Amarelo
Li = Verde-limão (Am+Ve)
Ve = Verde
T = Turquesa (Ve+Az)
Az = Azul
AI = Índigo (Az+Vi)
Vi = Violeta
P = Púrpura (Vi+Am)
M = Magenta (V+Vi)
E = Escarlate (V+Az)

Ilustração 3-4. Combinações de cores de Dinshah. Estas são as combinações de cores de suas lâminas de vidro.

menda-se o uso de *colóides* plásticos (filtros) para a cromatização do corpo (ver Capítulo 4). Dessa maneira, a harmonização da aura com luz colorida é sempre possível.

Como os sistemas físico e bioquímico do homem dependem da luz

A vida na Terra, bem como em todo o nosso sistema solar, depende da fonte suprema de energia (luz), que é o Sol. O crescimento das plantas, o desenvolvimento e o comportamento dos animais e os sistemas físico e bioquímico dos seres humanos dependem todos diretamente da luz e da energia gerada por ela. Percebemos os efeitos da mudança dos padrões de luz nos ciclos de dia e noite, bem como nos das estações, que exercem uma enorme influência sobre a vida humana. A relação entre o Sol e a vida no planeta submete todos os organismos vivos (plantas, animais e seres humanos) às mesmas leis da natureza. A menor célula do nosso planeta e o maior astro do universo são regidos pelos mesmos princípios da energia e da luz.

Podemos observar os enormes efeitos da luz sobre as plantas quando elas são cultivadas em uma estufa, por exemplo, onde uma redoma de vidro é usada para o controle da temperatura. Como o vidro tem a propensão de projetar os raios de luz ultravioleta, após um período relativamente curto, as plantas ou animais que necessitam dos raios ultravioleta não se desenvolvem tão bem como quando se encontram encobertos por certos substitutos de plástico. Pela simples transferência das plantas para um ambiente encoberto de plástico, elas recuperam-se rapidamente, uma vez que a maioria dos plásticos não projeta para fora os raios ultravioleta.

As vibrações das cores do espectro visível também exercem um efeito importante sobre as funções, sobre o crescimento e sobre o desenvolvimento dos animais e dos seres humanos. Pode-se observar isso na maneira como os animais reagem à luz. Quando são criados ao ar livre, expostos à luz solar natural, os animais geram em torno da mesma quantidade de macho e fêmea. Sob uma iluminação fluorescente rosada, tendem a gerar quase exclusivamente machos (o vermelho é considerado *yang*, ou masculino, na filosofia chinesa). Os que são criados sob luzes azuladas tendem a gerar quase exclusivamente fêmeas (o azul é considerado *yin*, ou feminino, no sistema chinês). O que quer que esses fatos nos indiquem além disso, podemos notar que, se uma determinada vibração de luz pode influenciar o sexo de certos animais, é provável que exerça outras influências também sobre o organismo físico e sobre os níveis emocionais.

Nos seres humanos, sabemos dos efeitos bioquímicos que a luz exerce sobre os estados de espírito, sobre os tecidos e glândulas. Sem luz solar suficiente, as pessoas ficam mal-humoradas, pálidas e fracas. As crianças podem não crescer satisfatoriamente quando privadas de luz solar, pois a absorção de vitamina D pela pele (necessária para que a pele seja saudável e para a formação óssea) depende da luz. A luz é absorvida pelos tecidos (especialmente dos olhos) e pode ser transformada em calor no corpo ou desintegrada em luzes de diferentes comprimentos de onda, resultando numa química corporal apropriada.

Os efeitos colaterais das drogas versus *a segurança da cromoterapia*

A idéia de influenciar beneficamente os seres vivos pelo uso de freqüências apropriadas de luz (bioquímica cromática) fundamenta o processo de cura da 49ª Técnica Vibratória.

Muitas doenças que a ciência não explica atualmente são tratadas exclusivamente com medicamentos. Estes podem aliviar certos sintomas, mas têm efeitos colaterais desconhecidos e muitas vezes nocivos. A terapia cromática, quando usada apropriadamente, não tem efeitos prejudiciais, uma vez que não suprime os sintomas, mas vai diretamente à causa, onde a energia ou está bloqueada ou desequilibrada.

Por proporcionar ao corpo o elemento através da luz cromática, o corpo pode escolher o que e quanto ele precisa. Portanto, a terapia cromática restaura o equilíbrio energético sem os efeitos potencialmente nocivos das substâncias químicas ou drogas — que não são introduzidas delicadamente, mas impostas ao aparelho digestivo, à corrente sangüínea ou aos tecidos. Como na homeopatia ou na acupuntura, a cromoterapia funciona de acordo com os princípios energéticos, não afetando diretamente os próprios órgãos, mas restaurando o equilíbrio dos níveis de energia etérica do corpo. O resultado é a cura dos órgãos físicos ou mais densos. A cromoterapia baseia-se no conceito de que o desequilíbrio químico, a doença e a vibração energética indevida no corpo são todos sinônimos. A doença basicamente tem início quando os padrões gerais de energia áurica desviam-se do branco, a combinação das cores da aura. Poder-se-ia supor, então, que os raios brancos seriam os mais eficazes para a cura, mas esse não é o caso em se tratando de um sistema debilitado. Os raios brancos podem ser fortes demais para o corpo debilitado, que não consegue selecionar apropriadamente as freqüências necessárias dos raios brancos e, por isso, precisa de uma cor específica adequada.

A cromoterapia comparada com a medicina ortodoxa

Como a luz afeta os tecidos dos seres vivos ao penetrar na aura da saúde, seus efeitos no corpo humano são geralmente classificados como diretos ou indiretos. A medicina e a ciência ortodoxas dão suas próprias explicações sobre como a luz funciona. Essas explicações baseiam-se em funções estritamente físicas e ignoram o campo de energia bioelétrica, que foi demonstrado ou fotografado pelos dispositivos Tesla-Kirlian há mais de cem anos.

A explicação da corrente médica/científica do efeito da luz sobre o tecido físico é a seguinte:

1. Direto: Os tecidos do corpo absorvem realmente a carga de luz, reagindo com um processo de fotossíntese. Quando a energia luminosa é absorvida, os níveis de energia elevam-se a um estado energético superior (pelo menos, temporariamente) e tornam-se capazes de agir como catalisadores para a oxidação e para a combinação de numerosos compostos antes de voltar ao estado energético normal.

2. Indireto: Os tecidos não absorvem a luz, mas reagem aos sinais químicos liberados pelos fótons. Tais sinais podem, por exemplo, estimular a ação dos hormônios, que são então liberados pelo sangue para os tecidos. Os sinais que desencadeiam a reação são os mesmos processos que estimulam a visão, que é a ativação de células fotorreceptoras especializadas pela luz. Neste caso, as células fotorreceptoras da visão convertem a energia luminosa em um sinal neutro que é transmitido através das vias neurais/endócrinas até a região do órgão onde o efeito indireto é observado.

Essas explicações ortodoxas constituem a maneira física bastante limitada pela qual a medicina atual percebe os efeitos diretos e indiretos da luz e, conseqüentemente, vê a terapia cromática. Para se entender os efeitos consideráveis da 49ª Técnica Vibratória e como ela realmente atua, é preciso considerar não só os tecidos físicos do corpo (efeito físico direto), mas também os campos energéticos circundantes que interagem com ele (efeito físico indireto). Os próprios sistemas humanos (energético e físico) interagem constantemente e de forma incrivelmente complexa, abarcando a mente, as emoções e o corpo com suas respectivas energias, todas influenciando o campo áurico.

A parte mais densa da aura constitui a camada mais próxima do corpo físico e é conhecida como aura da saúde (ver Ilustração 2-1.) Essa camada de energia, vista em fotografias Tesla-Kirlian, liga os níveis de energia superior da aura com o corpo e permite que eles penetrem em cada célula, conservando a vida e o funcionamento do corpo.

Conforme foi explicado no Capítulo 2, todas as doenças, pelo menos em seus estágios iniciais, são atribuídas a distúrbios no campo etérico ou na aura da saúde — isto é, no nível energético. A terapia cromática trata com eficiência das doenças, porque trata do campo etérico do corpo. Uma vez que o equilíbrio energético é restaurado nos níveis etéricos, ele penetrará nos níveis mais densos da estrutura física em três horas após a aplicação. A 49ª Técnica Vibratória não é um tratamento que atua inicialmente no corpo físico, mas mesmo assim ela atua sobre a maioria das doenças consideradas graves e até mesmo crônicas que afligem a humanidade.

Contrariamente, a medicina contemporânea vale-se de tratamentos, sobretudo no nível físico, como a cirurgia ou as drogas, que na maioria das vezes suprimem os sintomas específicos de purificação. Os efeitos nocivos desses tratamentos sobre a energia vital podem ser constatados nas fotografias Tesla-Kirlian. Para entender por que a cirurgia e as drogas muitas vezes retardam a cura (e em alguns casos a impedem), vamos dar um exemplo simples: para eliminar com êxito a energia desequilibrada (a causa de todas as doenças), a 49ª Técnica Vibratória começa pelos níveis vibratórios mais elevados (etéricos). Esse processo é semelhante a um rio (energia vital) que desce do alto da montanha (o corpo etérico), carregando partículas (toxinas) e densidades adicionais (tensões) enquanto realiza sua descida (até o corpo). Obviamente que é mais simples limpar todo o leito do rio, tratando-o no momento e no nível em que surge a poluição (o corpo etérico) em vez de ao longo da corrente (o corpo físico). Quanto mais longe na corrente o tratamento é aplicado, menos eficaz ele é. Quanto mais denso e poluído ficar o rio (ou a energia), mais incerto será o resultado e mais tempo exigirá o tratamento.

É interessante notar que a medicina também faz uso de sistemas cromoterapêuticos ou vibratórios, mas restringe-se ao uso dos espectros infravermelhos e ultravioleta, que podem ser prejudiciais e encontram-se fora ou além da freqüência benéfica, visível ao olho humano. Sabe-se muito bem hoje que os raios infravermelho e ultravioleta, assim como as drogas prescritas, podem ser nocivos à saúde. Os estudos mais recentes, por exemplo, não recomendam mais uso direto de lâmpadas infravermelhas perto da cabeça, pois uma luz de baixa freqüência pode causar danos à área do corpo de freqüência mais elevada. A cromoterapia, usando apenas o espectro visível benéfico, especialmente quando acompanhada de um regime alimentar adequado, sem toxinas, é um método de cura seguro e eficaz que pode ser usado em todos os lares e em qualquer tratamento na era da iluminação.

Como eliminar o desequilíbrio energético

Conforme já vimos, a medicina contemporânea compreende o conceito de níveis energéticos variados. Entretanto, ela se concentra no plano das reações químicas e físicas, em vez de nos campos de energia etérica do corpo (aura) para realizar o tratamento. Ao operar com raios de alta freqüência das freqüências não-benéficas (como os raios X) ou com substâncias químicas de baixa freqüência, o tratamento médico pode não apenas suprimir os sintomas (de limpeza), mas também desequilibrar mais o corpo, conforme pode ser demonstrado pelas fotografias Tesla-Kirlian.

Para curar o desequilíbrio, é necessária uma de duas coisas.

- No caso de sobrecarga (níveis energéticos excessivamente altos), pode-se usar a vibração da cor oposta para neutralizar o excesso de energia no organismo. Por exemplo, os danos causados por raios X ou ultravioletas (extremidade azul do espectro), altamente energéticos, são neutralizados pela cor oposta, o Vermelho.
- No caso de deficiência (níveis energéticos muito baixos), a cor estabilizante (a cor oposta) então deve ser projetada no corpo etérico para suprir a deficiência. Por exemplo, queimaduras em decorrência do calor (da extremidade vermelha do espectro) são equilibradas pelo Azul; ou a atividade deficiente do fígado é estabilizada pelo Vermelho, dessa vez na sua função de estimulante do fígado.

Em outra palavras, pelo acréscimo das vibrações apropriadas da 49ª Técnica Vibratória, pode-se curar o corpo físico através do corpo etérico, recuperando a harmonia e o equilíbrio e, conseqüentemente, eliminando a doença.

A química das cores

Na década de 1920, Dinshah investigou as faixas de cores dos espectrogramas, produzidas quando um elemento químico passa pelo processo de combustão ou de vaporização que acelera o movimento dos seus átomos. As faixas de cores e linhas escuras emitidas quando certo elemento é aquecido são conhecidas como linhas Fraunhofer. Esse procedimento é hoje comumente usado para identificar a composição química de uma substância (fotoespectrometria).

Contrariando a teoria aceita pela comunidade científica, que supõe que cada elemento seja uma unidade, Dinshah concluiu que os elementos químicos são, na realidade, compostos de cores. Por exemplo, quando ele estudou o hidrogênio, duas cores surgiram: primeiro, um Azul desbotado e, em seguida, um Vermelho vivo sobrepujante, como característica conjunta daquele elemento. Dinshah não se referia a um elemento em si, mas sempre à sua cor predominante — Vermelho no caso do hidrogênio, Azul no caso do oxigênio, Amarelo no caso do sódio e assim por diante.

Foi daí que Dinshah tirou a base da teoria das cores de cura: da suposição de que o nosso corpo é constituído de elementos químicos que consistem em certo equilíbrio de ondas ou vibrações cromáticas. Assim, cada doença consiste em um desequilíbrio específico de ondas cromáticas — e, conseqüentemente, de um desequilíbrio químico. Dinshah descobriu que, aplicando-se no corpo uma determinada vibração cromática, podia-se reintroduzir nele de modo eficiente os elementos bioquímicos de que ele precisava. Referimo-nos a isso como "química cromática" — com certeza, um novo campo de pesquisa.

Cor Predominante nas Linhas do Espectro de Elementos Selecionados	
Cor Predominante	**Emissão do Elemento do Espectrograma**
Vermelho:	Hidrogênio, Criptônio
Laranja:	Cálcio, Selênio, Cobre
Amarelo:	Magnésio, Carbono, Sódio
Verde-limão (o raio mais rico em minerais)	Germânio, Ferro, Ouro, Iodo, Prata, Fósforo, Enxofre, Tório
Verde:	Cloro, Bário
Turquesa:	Flúor, Zinco
Azul:	Oxigênio, Índio
Índigo:	Bismuto, Iônio
Violeta:	Cobalto, Actínio
Púrpura:	Európio, Bromo
Magenta:	Potássio, Lítio

Fica evidente, portanto, que a terapia cromática não só pode curar as freqüências desequilibradas do corpo, mas também introduzir no organismo elementos/vibrações químicos efetivos em uma forma não tóxica.

O uso de água cromatizada e de sais orgânicos para reforçar os resultados da cromoterapia

Conforme entendemos presentemente, as vibrações cromáticas são transmitidas diretamente pela luz ao corpo etérico e dali para o físico, produzindo com isso os compostos químicos necessários ao corpo humano. Como esse processo em termos ideais requer uma hora de tratamento, às vezes pode ser mais conveniente usar um meio indireto como transmissor dos raios de cura — por exemplo, a água tratada cromaticamente. Esse processo é chamado de hidrocromoterapia (ver Capítulo 4). Com essa finalidade, a cor necessária ao tratamento é projetada na água, que é então ingerida. Por meio da hidrocromoterapia pode-se implementar ainda mais o processo de cura acrescentando-se doses individuais dos doze sais orgânicos de Schuessler na água cromatizada. Esses sais orgânicos, necessários para o bom funcionamento do nosso corpo, são encontrados em todas as nossas células em diferentes concentrações. Esses sais orgânicos precisam ser mantidos em equilíbrio para que haja saúde e vitalidade, pois a deficiência de um desses sais no organismo impede que os outros funcionem adequadamente. A proporção desses sais nos tecidos humanos corresponde diretamente a de outros equilíbrios químicos vitais na Terra e fora dela, como em planetas e estrelas distantes. Como a vida teve origem no mar, a proporção de sal/mineral na água do mar é similar ao do sangue humano.

Por exemplo, a água cromatizada com Vermelho ou com Laranja, quando combinada com porções homeopáticas de sulfato de sódio (nat. sulph.) e fosfato de ferro (ferr. phos.), respectivamente, costuma exercer efeitos positivos sobre todos os problemas de insensibilidade ou de dormência do corpo, já que essa mistura aquece o sangue e estimula os nervos. Ela é benéfica em casos de fluxo menstrual escasso e insuficiência renal. Para vibrações da extremidade azul do espectro, o sulfato de cálcio (calc. sulph.) e o óxido de silício (silica) são em geral recomendados, combinados com água cromatizada com Azul para tranqüilizar o sistema nervoso e a mente. O fosfato de potássio, quando combinado com água cromatizada com Amarelo e Laranja, pode funcionar como laxante, estimulando os intestinos e os nervos. (Os doze sais orgânicos podem ser adquiridos na maioria das grandes lojas de produtos naturais, acompanhados de recomendações quanto à dosagem.)

Algumas fontes afirmam que uma pessoa nascida em determinado signo solar é carente de determinado sal orgânico. Segue abaixo um resumo dos doze sais orgânicos (considerados sais deficitários) e seus signos astrológicos correspondentes (astrobioquímica), de acordo com a classificação adotada por diversos autores.

Os Doze Sais Orgânicos e suas Correlações Astrológicas

Composto Químico	Sal Orgânico	Nome Comum	Signo Astrológico
K_3HPO_4	Kalium Phosphoricum	Fosfato de potássio	Áries
$Na_2SO_4 = 10H_2O$	Natrum Sulphuricum	Sulfato de sódio	Touro
KCl	Kalium Muriaticum	Cloreto de potássio	Gêmeos
CaF_2	Calcarea Fluorica	Fluoreto de cálcio	Câncer
$MgHPO_4 = 7H_2O$	Magnesia Phosphorica	Fosfato de magnésio	Leão
K_2SO_4	Kalium Sulphuricum	Sulfato de potássio	Virgem
$Na_2HPO_4 = 12H_2O$	Natrum Phosphoricum	Fosfato de sódio	Libra
$CaSO_4$	Calcarea Sulphurica	Sulfato de cálcio	Escorpião

SiO$_2$	Silica	Silício	Sagitário
Ca3(PO$_4$)$_2$	Calcarea Phosphorica	Fosfato de cálcio	Capricórnio
NaCl	Natrum Muriaticum	Cloreto de sódio	Aquário
Fe$_3$(PO$_4$)$_2$	Ferrum Phosphoricum	Fosfato de ferro	Peixes

Uma outra pesquisa chamada B.E.E.M. estabeleceu diferentes relações. A tabela da página seguinte descreve os resultados de suas pesquisas, com algumas relações ainda sem conclusão.

De acordo com esse sistema, essas relações não indicam necessariamente deficiência de sais orgânicos, uma vez que toda pessoa nasceria deficiente — isto é, doente.

Os efeitos das roupas coloridas

O uso de roupas coloridas também contribui para uma absorção satisfatória de luz. As cores mais claras refletem a luz e os tecidos mais escuros a absorvem. É lógico pensar que a roupa branca, que reflete a maioria dos raios coloridos, é ineficaz para a cura. Entretanto, parte da luz branca penetra nas roupas e passa para o corpo. A roupa escura ou preta atrai todos os raios e os retém, conservando o calor. Os outros raios refletem ou absorvem luz e calor, em maior ou menor proporção, dependendo da proximidade com relação ao violeta/branco ou ao vermelho/preto em termos de freqüência.

Correlações B.E.E.M. entre Sais Orgânicos, Signos Astrológicos e Cores		
Sal Orgânico	**Signo Solar**	**Cor Dinshah**
Nat. Mur.	Áries	Magenta
Calc. Sulph.	Touro	Vermelho
Ferr. Phos.	Gêmeos	Azul
Calc. Phos.	Câncer	Verde-limão
Nat. Phos.	Leão	Verde
Kali Sulph.	Virgem	Púrpura
Kali Mur.	Libra	Índigo
Mag. Phos.	Escorpião	Laranja
Nat. Sulph.	Sagitário	Amarelo
Calc. Suph./Nat. Phos./ Kali Phos.	Capricórnio	Vermelho, Verde, Violeta; Branco
Kali Phos.	Aquário	Violeta
Calc. Fluor.	Peixes	Escarlate
Sílica	últimos 5 dias do ano	Turquesa

O fato de o corpo ficar mais quente com roupas de cores escuras significa que a maior parte da energia solar é absorvida por elas, aumentando com isso o calor do corpo. As roupas de cores claras ou brancas têm um efeito mais animador e libertador, porque permitem que a luz passe para o corpo e afaste-se dele. Por isso, a impressão que se tem é que as roupas de cores claras são mais frias.

As cores que usamos em nossas roupas exercem também influência sobre a nossa pele. Por exemplo, o uso constante do preto pode, com o tempo, envelhecer a pele. Isso porque o preto não permite uma troca de freqüências satisfatórias e a energia fica bloqueada. Quando o corpo recebe os raios de luz — de calor, por exemplo —, mas não os retém, não ocorrem mudanças na temperatura. A exposição à luz ou ao calor em excesso (freqüências) obviamente exaure o corpo. Isso significa que a vibração cromática apropriada, quando absorvida pelo corpo, pode causar mudanças positivas, seja tranqüilizando-o por meio da estimulação (preto) ou estimulando-o por meio da tranqüilização (branco).

Para tratar de um resfriado, por exemplo, a pessoa usa roupa branca por alguns dias (não as roupas escuras que aprisionam o calor e que são consideradas as mais apropriadas) e, contrariando as expectativas, rapidamente se restabelece. Roupas de outras cores também produzem certos efeitos: uma roupa pode, por exemplo, estimular os pulmões (Laranja), o fígado (Vermelho) e os rins (Magenta), uma vez que esses órgãos podem absorver as freqüências necessárias da nossa roupa.

Escolher inconscientemente a cor "errada" pode significar que o organismo quer acentuar o problema a fim de chamar a atenção para a necessidade de tratamento. Por exemplo, algumas pessoas com tendências a problemas renais preferem o preto, cor que agrava o problema. Então, elas podem começar a usar roupas de cor branca ou magenta, que ajuda a curar os rins.

A obrigação que algumas pessoas têm de usar certas cores (como em uniformes), pode causar mal-estar e/ou doenças. Nesses casos, é importante que se use pelo menos um pequeno acessório da cor preferida para satisfazer a necessidade do corpo. As cores do ambiente também influenciam, uma vez que absorvemos suas freqüências cromáticas através dos olhos.

Como as cores dos alimentos nos afetam

Com vistas à nossa análise, trataremos do aspecto vibratório ou cromático dos alimentos em vez de seu valor nutricional. Como os alimentos têm suas próprias vibrações cromáticas, consumir os alimentos adequados, das cores certas (de preferência cultivados organicamente e sem aditivos químicos), pode ajudar a equilibrar e a revigorar o sistema. As cores dos alimentos exercem o mesmo efeito vibratório em nosso corpo que a cromoterapia, porém em menor grau. Os alimentos vermelhos, laranja e amarelos, por exemplo, são estimulantes. Alimentos verdes são neutros, enquanto os azuis, índigo e violeta são calmantes.

Alimentos **Vermelhos** são estimulantes: carnes, frutas e legumes com cascas de cor vermelho vivo como maçã vermelha, tomate e pimentão.

Alimentos **de cor Laranja** são descongestionantes: cenoura, laranja, tangerina, damasco, pêssego.

Alimentos **Amarelos** são estimulantes; cereais amarelos, maçã amarela.

Alimentos **Verde-amarelados** (o verde-limão de Dinshah) são purgativos: pimenta malagueta verde, limão e laranja-lima.

Alimentos **Verdes** dão equilíbrio: verduras em folhas e frutas com casca verde como azeitona, ervilha e pepino.

As plantas de cor **Turquesa** têm efeitos benéficos sobre a pele: aloé vera.

Alimentos **Azuis** são calmantes: peixe, carne de vitela, cereal azul (*blue corn*).

Alimentos de cor **Índigo** favorecem a intuição: uva-do-monte (*blueberries*) (espécie de mirtilo de bagas azuis).

Alimentos **Violeta** são calmantes: ameixa azul (*blue plums*).
Frutas **Púrpuras** relaxam: Amora-preta, uva roca.
Alimentos **Magenta** equilibram as emoções: berinjela, beterraba.
Frutas **Escarlates** são estimulantes: cereja vermelha, morango.

Os alimentos que consumimos refletem diretamente as forças da natureza e as suas freqüências cromáticas, que são responsáveis pela existência da vida e do crescimento dos seres humanos, dos animais e das plantas. Todos os alimentos exercem certo efeito vibratório nas células, nos tecidos, nos órgãos e nos outros sistemas relacionados entre si (a mente, as emoções), que têm ligação com o nosso corpo.

Outros estudos acerca dos alimentos e das cores consideram apenas as sete cores do arco-íris. Conforme alguns preceitos orientais, em especial a teoria hindu das vibrações dos alimentos, todos os alimentos são constituídos dos sete raios do cosmos (as cores do arco-íris) e dos cinco elementos (terra, água, fogo, ar e éter). Eles afirmam que os alimentos (e seus valores nutritivos) variam em sua estrutura, com posição e eficácia unicamente pela quantidade e qualidade dos sete raios e dos cinco elementos. Conforme esses ensinamentos, o sabor dos alimentos é determinado pelo grau de desintegração da matéria que eles contêm. O sabor preferido (ou o grau de desintegração) obviamente varia de uma cultura para outra.

Vibrações de todos tipos afetam nosso meio ambiente e afetam também diretamente a qualidade e a pureza dos alimentos que comemos (fertilizantes, condições atmosféricas, poluição de vários tipos, estações de água desreguladas, etc.). O cultivo da maçã *varia* de uma região para outra. Qualquer desequilíbrio de polaridade no meio ambiente afeta a qualidade dos alimentos.

Os elementos vitais do fogo, da água e do ar nos alimentos

Os alimentos têm uma polaridade — como todas as coisas no cosmos — caracterizada pela energia positiva, negativa e neutra. Com base nessa abordagem dos três elementos vitais seguem-se alguns exemplos:

Alimentos Eletropositivos (Íons Positivos): Alimentos quentes contêm o elemento fogo e são associados ao sistema circulatório (sangue).

Alimentos Eletronegativos (Íons Negativos): Alimentos frios contêm o elemento água e são associados ao sistema linfático (linfa).

Alimentos Eletroneutros: Alimentos com o elemento ar são relacionados com o sistema cérebro-espinhal (nervos).

Na concepção ayurvédica, qualquer acréscimo ou decréscimo de um ou mais elementos (água, ar, fogo, éter, terra) no ser humano afeta os sistemas do corpo, que estão inter-relacionados, porém são até certo ponto independentes, determinando assim as necessidades e o caráter da pessoa. Por isso, há pessoas com diferentes necessidades em termos de elemento/alimento/vibração, classificadas de acordo com a medicina ayurvédica como personalidade ar-éter, fogo-água e água-terra.

Personalidades Ar-éter (*vata*) são pessoas de corpo longilíneo e uma estrutura óssea frágil. São filósofos, e apreciam as viagens, mas freqüentemente têm estafa e problemas digestivos.

Para elas, os alimentos calmantes azuis/verdes como aspargo, azeitona, vagem, mirtilo de bagas azuis (*blueberries*) ou abacate são recomendados.

Personalidades Fogo-água (*pitta*) têm uma forte estrutura óssea e peso moderado. São inteligentes, enérgicas e em geral gostam de liderar. Sofrem de alergias, dores de cabeça e acidez estomacal. Para elas, alimentos purgativos, como saladas frias, frutas, sucos e líquidos, são recomendados, com freqüência nos tons verdes (verde-limão, verde e turquesa). Elas podem comer refeições pesadas duas ou três vezes por dia, pois digerem facilmente a comida.

Personalidades Água-terra (*kapha*) são com freqüência obesas e têm uma estrutura óssea pesada. São inclinadas ao mundo dos negócios e do dinheiro. Podem sofrer de doenças circulatórias e cardíacas. Gostam de alimentos estimulantes como bolos, doces, cereais, feijões e verduras. Recomenda-se principalmente os alimentos do tipo vermelho, os carboidratos, que não são excessivamente gordurosos quando consumidos em seu estado natural (grãos integrais e açúcares naturais). As pessoas de personalidade água-terra gostam muito de comer e seu corpo parece querer sempre mais.

De acordo com a tradição antiga, a ciência ayurvédica indiana recomenda apenas a alimentação vegetariana para equilibrar a polaridade (vibrações). Isso é extremamente importante para a manutenção do equilíbrio ácido-alcalino no sangue e para evitar doenças (energia bloqueada). Entretanto, a mudança de uma dieta que inclua carne para uma dieta saudável, em regra, deve ser realizada gradualmente, salvo em casos de emergência.

Como a polaridade e os alimentos se relacionam entre si

Há outras teorias sobre as vibrações dos alimentos que também os classificam em termos de polaridade, como os equivalentes eletronegativo/eletropositivo; yin/yang; feminino/masculino. O *yin* é o feminino, o íon elétrico negativo, ou os alimentos azuis, índigo, púrpuras, verdes e brancos; o *yang* é o masculino, o íon elétrico positivo, ou os alimentos vermelhos, laranja, marrons e pretos. Dever-se-ia também identificar quais são os melhores alimentos, em termos de polaridade ou afinidade, para cada região ou clima do planeta. Por exemplo, em países quentes, recomenda-se o consumo de arroz, pois ele contém predominantemente o elemento água; em países frios, dá-se preferência ao trigo, uma vez que ele contém o elemento fogo.

O processo de metabolismo nos seres humanos (descrito anteriormente) é, em alguns aspectos, inverso ao processo de síntese das plantas. As plantas atraem a luz (cor) e, pelo processo de fotossíntese, elas crescem. O ser humano ingere a planta (luz/cor), que é então absorvida pelo corpo para restabelecer as cores da aura; a aura, por sua vez, emite luz.

O processo se completa e qualquer desvio nas vibrações cósmicas normais — deficiência ou excesso de luz/cor e de outras freqüências — dos alimentos que consumimos pode resultar numa energia inadequada para o corpo humano, especialmente para um sistema já desequilibrado.

Uma explicação aprofundada sobre os efeitos e proporções das vibrações/elementos dos alimentos é assunto para outras publicações. Temos, entretanto, que observar que a nutrição contemporânea tem negligenciado a importância de equilibrar a proporção vibração/cor dos alimentos no interior do corpo.

Raios cromáticos astrológicos ou cósmicos

Os mapas astrais indicam que a atividade das pessoas, ao longo de sua vida, é até certo ponto influenciada pelas forças cósmicas e, especialmente, pelos aspectos ou relações mais importantes dos planetas no momento do nascimento. Essa influência se deve às vibrações (freqüências) que os planetas emitem individualmente e em conjunto. Muitas dessas vibrações, obviamente, chegam à Terra e algumas delas podem ser mensuradas.

Muitas fontes relacionam os signos solares com as vibrações cromáticas. De acordo com esses estudos, todos nós temos deficiência de certas cores, pois na hora em que nascemos, algumas vibrações (cores) eram insatisfatórias devido à posição dos planetas. Segue abaixo uma lista dessas cores em relação a cada signo do zodíaco. Cabe aqui enfatizar que essas afirmações são fornecidas aqui apenas como informação e precisam ser comprovadas por outros estudos.

Deficiências de Cores dos Signos Solares	
Aquário	raios azuis e brancos
Peixes	raios verdes e brancos
Áries	raios vermelhos
Touro	raios amarelos
Gêmeos	raios amarelos e púrpuras
Câncer	raios brancos e verdes
Leão	raios laranja e amarelos
Virgem	raios violeta e dourados

Libra	raios vermelho-carmesim e dourados
Escorpião	raios vermelhos e escarlates
Sagitário	raios vermelhos e verdes
Capricórnio	raios verdes

Se essas suposições são corretas, as cores de que somos deficientes deveriam ser incorporadas regularmente ou com freqüência à nossa alimentação ou vestuário. Segue abaixo outra abordagem, que indica diferentes correlações signo solar/cor, baseada na sabedoria antiga, reintroduzida e desenvolvida no sistema B.E.E.M.

Correlações entre Signo Solar e Cor, de acordo com o Sistema B.E.E.M.			
Aquário	Violeta	Leão	Verde
Peixes	Escarlate	Virgem	Púrpura
Áries	Magenta	Libra	Índigo
Touro	Vermelho	Escorpião	Laranja
Gêmeos	Azul	Sagitário	Amarelo
Câncer	Verde-limão	Capricórnio	Branco

De acordo com essa abordagem, as vibrações dessas cores estão relacionadas com os signos solares. Algumas dessas relações ainda estão sendo investigadas.

Por que supomos que haja uma relação entre os signos solares (a posição do Sol no zodíaco com relação à Terra) e as cores? Porque todas as entidades cósmicas (planetas, seres humanos, animais, plantas, etc.) são influenciadas, de uma maneira ou de outra, pelas vibrações cósmicas — e, por sua vez, influenciam o cosmos. Os ciclos e as posições dos corpos celestes entre si influem nas estações de crescimento das plantas, na localização dos hemisférios, no período do ano, nos padrões climáticos, na temperatura, etc. Essas influências são reconhecidas cientificamente, uma vez que a posição dos planetas determina o ângulo e a intensidade de seus raios, os quais afetam a vida na Terra.

Os diferentes ângulos em que a energia do planeta atinge a Terra têm um efeito semelhante aos dos ângulos em que os raios solares inclinam-se nas diferentes estações e horas do dia. Eles não só afetam o ciclo de crescimento, mas também o solo, seus minerais e vitaminas, o ritmo de crescimento e as vibrações dos alimentos que consumimos.

Podemos observar como a posição da Lua influi em nosso estado de espírito, em nossas emoções e funções orgânicas, e como o ritmo do universo repete-se anualmente com as quatro estações. Todas essas mudanças, reconhecidas pela ciência, confirmam que a energia (luz/cor) exerce influência sobre os seres humanos, que nascem, desenvolvem-se e, por fim, morrem em meio a essa energia cósmica.

4

O Uso das Cores

Materiais e Técnicas para a Aplicação Prática da Cromoterapia

Os doze filtros coloridos e as fontes de luz

OS FILTROS. As transparências coloridas de plástico (filtros ou gelatinas) usadas na 49ª Técnica Vibratória podem ser obtidas de fontes seguras e são de uso muito simples. É importante salientar que essas doze cores são relacionadas com precisão científica e não podem ser substituídas por outra tonalidade da mesma cor. Cada cor tem que ser derivada da mesma vibração harmoniosa primária para que tenha a correta combinação de cores ajustadas à aura e seja eficaz para a cura.

Nos primeiros tratamentos de cromoterapia, usavam-se filtros de vidro. Porém, eles tinham que ser ajustados uns aos outros de maneira muito precisa, num processo dispendioso, pois quebravam-se facilmente e era difícil repô-los. A única desvantagem dos filtros plásticos é que eles podem derreter sob calor extremo sem a proteção de um objeto à prova de calor. Tratados devidamente, eles podem durar por um tempo indefinido. Além disso, o objeto que os protege do calor não deve ser colocado muito próximo da fonte de luz, tampouco aquecido além de certo ponto.

Pode-se fazer os filtros com chapas das cores exatas existentes em material plástico, de alta qualidade e barato. As melhores chapas coloridas e mais confiáveis em termos de resistência ao calor são as *Roscolux* manufaturadas por Rosco Laboratories (36 Bush Avenue, Port Chester, Nova York 10573, USA (914) 937-1300). Rosco tem uma rede mundial de revendedores que vendem essas chapas numeradas cuidadosamente por cor. Na maior parte das regiões metropolitanas, os distribuidores podem ser encontrados nas Páginas Amarelas.

Para fazer os filtros coloridos, são necessários dez chapas Roscolux de 20x24 polegadas, de cores diferentes. Com elas você poderá fazer (cortar) os doze filtros coloridos apropriados para o sistema da 49ª Técnica Vibratória. As chapas são dos seguintes números; 15, 24, 25, 47, 59, 69, 79, 86A, 90 e 389. As cores e números correspondentes (nove delas precisam ser combinadas) são os seguintes:

Combinações dos Filtros Manufaturados para a Obtenção das Freqüências Exatas	
Cor da 49ª Vibração	Nº do Filtro Roscolux
Vermelho	25
Laranja	15, 24
Amarelo	15
Verde-limão	15, 86A, 389
Verde	90

Turquesa	79, 389
Azul	69, 79
Índigo	47, 59, 69
Violeta	47, 59, 79
Púrpura	24, 69, 79
Magenta	25, 69, 79
Escarlate	15, 24, 79

Ao se juntar as diferentes chapas para formar um filtro de uma cor específica, a ordem das cores não importa. As chapas são cortadas nos tamanhos apropriados e afixadas umas às outras com prendedores ou fita adesiva transparentes.

O PROTETOR CONTRA O CALOR. Este deve ser adquirido com as placas coloridas e colocado entre a fonte de luz e os filtros, para que estes durem o máximo de tempo possível. Isso é importante quando se usa lâmpadas de alta wattagem ou quando a fonte de luz estiver relativamente próxima do filtro. Um protetor contra o calor é imprescindível quando se usa uma lâmpada de quartzo, pois ele elimina os raios ultravioleta presentes nesse tipo de lâmpada.

O SUPORTE DO FILTRO. Os suportes de metal para filtros podem ser adquiridos no mesmo local que comercializa as chapas. Eles devem ser afixados na frente da lâmpada, onde os filtros são inseridos. Se quiser, pode-se usar fita adesiva ou fio resistentes ao calor para prender melhor o suporte de metal. Você pode confeccionar um suporte para filtros barato usando uma folha de cartolina dobrada. Faça furos no centro de ambos os lados da cartolina para que a luz possa passar (Ilustração 4-1).

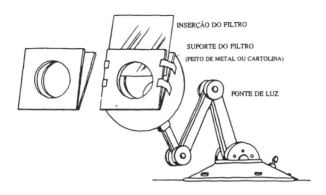

Ilustração 4-1. Suporte para filtros e fonte de luz. Transformação de qualquer luz doméstica comum em luz terapêutica. Pode-se usar qualquer fonte de luz incandescente. O suporte para o filtro pode ser feito de cartolina ou de metal e afixado à fonte de luz. Se você usar protetor contra o calor, coloque-o atrás do filtro, sobre a lâmpada.

A FONTE DE LUZ. Qualquer lâmpada incandescente que tenha uma abertura para a luz pode servir como fonte para a 49ª Técnica Vibratória emitir (refletir) a luz colorida para o corpo (uma lâmpada de escrivaninha, de leitura, etc.). Como a potência em quilowatts não tem maior importância, uma lâmpada de 25, 60 ou 100 watts será mais do que suficiente para usar (irradiar) as vibrações cromáticas de maneira eficiente. Costuma-se acreditar erroneamente que, quanto mais alta a wattagem, melhores são os resultados. Como na terapia dos sons, não é o volume (wattagem) mas o tom do som (exata freqüência cromática) que importa. Uma lâmpada de 100 watts colocada em um suporte é suficiente mesmo para a prática profissional. Esses dispositivos podem ser adquiridos em lojas de artigos para teatro ou através dos fornecedores de artigos de iluminação cênica: Times Square Lighting, 318 W. 47th Street, NYC, New York 10036, (212)245-4155.

Alguns praticantes da cromoterapia usam lâmpadas incandescentes de 300 a 1 000 watts, as quais podem ser benéficas em alguns casos. Entretanto, uma lâmpada de 60 ou 100 watts, quando usada por uma hora, conforme recomendado, também costuma ser eficaz, além de ser mais econômica, por durar mais. Pode-se optar por lâmpadas de maior wattagem para facilitar a visualização na meditação ou para tratar algumas doenças crônicas. Outras doenças crônicas podem reagir melhor a wattagens bem baixas (15 watts ou menos). As lâmpadas de quartzo são muito eficazes, uma vez que têm a luz mais branca; entretanto, elas tornam obrigatório o uso de protetores contra o calor, pois seus raios ultravioleta podem acabar causando danos aos olhos, mesmo quando fechados. Ainda não foi constatado nenhum efeito colateral e prejudicial causado pelo uso prolongado de lâmpadas de quartzo em conjunto com um protetor contra o calor.

Algumas das aplicações cromáticas mais bem-sucedidas podem ser realizadas diretamente à luz do sol, com uma ou mais chapas Roscolux de 20x24 polegadas formando um filtro maior, por meio de um suporte sobre a área apropriada do corpo. Os filtros não devem tocar a pele, para evitar o desconforto causado pela transpiração intensa. Um protetor de calor é absolutamente necessário.

É desnecessário acrescentar que os tubos fluorescentes não são apropriados para a cromoterapia, uma vez que contêm mercúrio ou chumbo e operam numa freqüência que interfere na freqüência das cores. Uma vez determinada a cor da fonte de luz, tem-se então que preparar cuidadosamente o espaço onde será feita a sua aplicação.

Preparativos

O AMBIENTE. Todas as substâncias tóxicas devem ser eliminadas do ambiente para que a cura seja eficaz. O ambiente ideal é uma sala silenciosa, totalmente escura e com uma temperatura de 28ºC, embora a escuridão total não seja necessária. A ausência de qualquer outro tipo de raio luminoso tornará mais eficaz o efeito das cores emitidas da fonte de luz. Uma temperatura agradável na sala é extremamente importante, pois relaxa o corpo físico, permitindo que mais luz seja absorvida pela aura. Se o ambiente estiver demasiadamente frio, o corpo ficará tenso ou despenderá parte de sua energia para combater o frio, absorvendo, assim, menos raios de cura. Pode-se usar um aquecedor elétrico para aquecer o corpo, se necessário.

A PREPARAÇÃO DO CORPO. A fim de obter melhores resultados, a pessoa não deve comer nem banhar-se pelos menos uma hora antes e uma hora depois da aplicação, para que a aura se estabilize. Não se deve fazer nenhuma aplicação durante o período menstrual, a não ser quando houver sangramento excessivo ou cólica, pois, durante esse período, o corpo já está se purificando e se equilibrando. Os ritmos cardíaco e respiratório devem ser examinados para verificar se a proporção é a mais favorável — 5:1 (tratada mais adiante neste capítulo). A aplicação é feita sobre a pele nua (a área da aura da saúde) durante uma hora. Se o período do tempo for menor, ela será menos eficaz. A luz é dirigida para a região que necessita de tratamento (Área Afetada — AA), conforme será indicado no Capítulo 5, na parte sistêmica anterior ou posterior (AS) (PS) ou sobre todo o corpo anterior ou posterior (TCA, TCP).

A pessoa deve estar relaxada ao máximo para que a aura absorva totalmente os raios cromáticos. Os olhos podem estar fechados ou abertos, de acordo com a preferência da pessoa. Ela pode meditar, relaxar ou dormir. Os bebês adormecidos devem ter os olhos encobertos durante a aplicação para que tenham um profundo repouso.

A posição do corpo e o tempo de absorção

PACIENTE DEITADO. A 49ª Técnica Vibratória é mais eficaz quando a pessoa se deita de costas ou de lado, com o topo da cabeça voltado para o norte magnético. Deitar-se numa posição paralela ao campo magnético da Terra harmoniza o corpo e as suas polaridades elétricas (o fígado e o baço). Deitar-se de bruços durante a aplicação da 49ª Técnica Vibratória não é recomendável, pois acredita-se que essa posição inverta os pólos elétricos do corpo com relação à Terra. Quando se aplica as vibrações na parte posterior do corpo, a pessoa precisa estar deitada de lado, com o topo da cabeça voltado para o norte magnético. Essa posição é a mais recomendada, pois nela a pressão sobre o sistema circulatório é a menor (Ilustração 4-2).

Coisas que distraem, como rádio ou televisão, não são recomendadas (com exceção das doze fitas de cura monocórdias da 49ª Técnica Vibratória ou outras gravações para a cura), pois durante o processo de aplicação é importante que o campo eletromagnético do corpo, a aura, não seja perturbado por freqüências que possam interferir no tratamento.

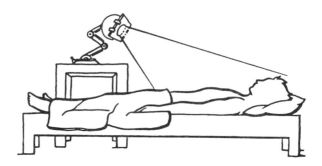

Ilustração 4-2. Unidade de tratamento; a pessoa está deitada de costas para aplicação na parte anterior sistêmica. O topo da cabeça está voltado para o norte, o peito e a cabeça são elevados por uma almofada, para evitar a sombra na parte superior do peito. Para aplicação sistêmica frontal, deve-se deixar a pele descoberta das articulações dos quadris até o topo da cabeça. A sala deve permanecer na penumbra e aquecida a 28°C; pode-se usar aquecedor elétrico para aquecer o corpo. Qualquer fonte de luz incandescente, de qualquer wattagem, pode ser utilizada. Entretanto, os filtros das cores exatas são essenciais. Tempo de aplicação: uma hora.

PACIENTE SENTADO. Se, por algum motivo, a posição anterior for incômoda para a aplicação das cores, outra opção é sentar-se de frente para o sul (a parte de trás da cabeça voltada para o norte), para manter a polaridade de corpo alinhada com o campo magnético da Terra (Ilustração 4-3).

LUMINOSIDADE E FREQÜÊNCIA. Ao aplicar a 49ª Técnica Vibratória, tenha em mente que as cores não têm necessariamente a mesma intensidade (brilho, luminosidade). Entretanto, a cura da aura não depende da luminosidade, mas das freqüências apropriadas; a aura recebe energia e vibrações independentemente da intensidade da luz. O que é essencial, entretanto, é que os filtros sejam da freqüência certa e que a luz seja aplicada sobre a pele nua.

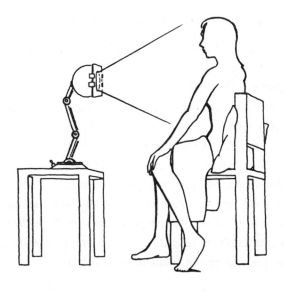

Ilustração 4-3. Unidade de tratamento; a pessoa está sentada para aplicação na parte anterior sistêmica. A parte de trás da cabeça é voltada para o norte. Ambiente, luz, filtros, etc., semelhantes aos da Ilustração 4-2.

RESUMO. São necessários: 1. Uma fonte de luz com uma lâmpada de luz incandescente de 25 a 100 watts (ou lâmpada de quartzo com protetor de calor); 2. Temperatura ambiente de 28°C (ou aquecedor elétrico para aquecer o corpo); 3. Sala na penumbra e fonte de luz concentrada, através do filtro, sobre a pele nua, dirigida para a região do corpo a ser tratada (conforme Instruções no Capítulo 5); 4. A lâmpada deve ficar a um metro ou mais acima ou aos pés do paciente. Outra opção é colocá-la acima ou ao lado do paciente deitado, com o topo da cabeça voltado para o norte; e 5. Tempo de aplicação ideal: uma hora.

O uso de mais de uma cor por sessão

Caso decida-se a usar duas cores ao mesmo tempo (não mais do que duas em uma mesma sessão), é preciso aplicar duas das cores quentes (Vermelho, Laranja, Amarelo, Verde-limão ou Verde) ou duas das cores frias (Verde, Turquesa, Azul, Índigo ou Violeta). Como o Verde é neutro, pode ser considerado tanto quente como frio. O Púrpura pode ser usado com o Magenta, assim como o Magenta com o Escarlate. Ao usar duas cores simultaneamente, é importante que os raios não se sobreponham e que os olhos permaneçam fechados, evitando, assim, que as cores se misturem ou nos olhos ou na superfície do corpo, e dessa forma também se evita que uma cor predomine sobre a outra ou que elas gerem freqüências alteradas.

Como determinar a região do corpo e o tempo de aplicação

ÁREAS DO CORPO. As doze cores de cura ou as vibrações inerentes à 49ª Técnica Vibratória são o Vermelho, o Laranja, o Amarelo, o Verde-limão, o Verde, Turquesa, o Azul, o Índigo, o Violeta, o Púrpura, o Magenta e o Escarlate. Elas podem ser selecionadas das fórmulas cromáticas (Capítulo 5).

Uma única cor ou várias cores, conforme indicadas nas fórmulas cromáticas, são geralmente aplicadas sobre o corpo uma após a outra, sessão após sessão, nas áreas que precisam ser tratadas. (Ver Ilustração 5-1 no Capítulo 5). A cromoterapia é geralmente mais eficaz quando as aplicações são feitas sobre a "frente sistêmica" (das articulações dos quadris ao topo da cabeça, lado frontal) ou sobre as "costas sistêmicas" (das articulações dos quadris até o alto da cabeça, parte posterior) (ver Ilustração 5-1). A luz colorida só é eficaz quando aplicada na parte anterior ou posterior do corpo ou nas regiões afetadas, sobre a pele nua.

SEQÜÊNCIA DA APLICAÇÃO. Leva aproximadamente de uma a três horas após a aplicação para que as vibrações cromáticas, aplicadas sobre a aura, sejam totalmente absorvidas pelo corpo físico. Não se recomenda absolutamente que as aplicações sejam feitas de hora em hora, uma após a outra. Por essa razão, ao usar a 49ª Técnica Vibratória, deve-se esperar pelo menos uma hora (de preferência duas) após uma aplicação para começar outra. EXCEÇÃO: O Turquesa e o Verde podem ser usados para aplicações prolongadas, se necessário. O Verde é eficaz no combate aos resfriados, e o Turquesa é eficaz para a cura de queimaduras e ferimentos após a aplicação de Azul ou de Índigo. Essa regra de aguardar pelo menos uma hora entre uma aplicação e outra tem que, obviamente, ser deixada de lado quando alguma emergência requer uma mudança imediata de cor ou uma atenção constante. Se for realizada uma aplicação contínua por mais de uma hora (em geral, não deve ser feita com outras cores que não sejam o Turquesa e o Verde), é imperativo que a pessoa que esteja recebendo a aplicação não olhe diretamente para a luz. Se ela estiver seguindo um tratamento razoavelmente moderado de aplicações generalizadas (uma por dia), os olhos podem permanecer abertos. Em muitos casos, a penetração da luz nos olhos é benéfica. Mas o próprio corpo vai indicar o que é mais confortável, manter os olhos abertos ou fechados. É em geral importante seguir essa orientação.

HORA IDEAL PARA A APLICAÇÃO. Não há uma hora determinada do dia em que a aplicação seja mais eficaz. Entretanto, a receptividade da pessoa para o tratamento pode ser um fator importante. Em geral, as cores estimulantes (Vermelho, Laranja, Verde-limão e Escarlate) são mais eficazes durante as horas do dia. As cores calmantes ou neutras (Turquesa, Azul, Índigo, Violeta, Magenta e Verde) são mais efetivas nas horas da tarde ou início da noite.

Embora se tenham informações sobre a eficácia da 49ª Técnica Vibratória quando usada por menos de uma hora mesmo à luz do dia, é mais provável que se obtenham os melhores resultados quando se seguem as recomendações.

Interação dos ritmos cardíaco e respiratório (proporção de Dinshah)

A PROPORÇÃO SAUDÁVEL. Na terapia cromática, precisa-se entender a relação entre os ritmos cardíaco e respiratório do corpo, do modo como foram examinados por Dinshah. Para que a cromoterapia tenha o máximo de eficácia, esses dois ritmos (ou sua proporção) precisam estar em devido equilíbrio para que a energia do corpo funcione de maneira satisfatória. A proporção de 5:1 é considerada ideal (sendo a medida do coração a mais alta e a da respiração a mais baixa), embora 4:1 ou 6:1 sejam também consideradas suficientes para os propósitos de cura. Para medir o ritmo cardíaco, a pulsação deve ser tomada colocando-se um dedo (com exceção do polegar) na linha do polegar, sobre o ligamento intermediário do pulso, por um minuto. No cálculo do ritmo respiratório, computamos um movimento respiratório completo (uma inalação e uma exalação correspondem a um movimento). Por exemplo, se o ritmo cardíaco for 75 batimentos por minuto (considerado normal, mais alto nas crianças) e o ritmo respiratório for de 15 movimentos por minuto, a proporção é 5:1 — isto é, 75 dividido por 15. Ou:

$$\frac{\text{Batimento cardíaco (pulsação/minuto}}{\text{Respiração (um movimento completo)}} = \frac{75}{15} = \frac{5}{1} = 5 \quad \text{Proporção saudável segundo Dinshah}$$

RITMO RESPIRATÓRIO MUITO RÁPIDO (PROPORÇÃO < 5). Quando o batimento cardíaco for mais ou menos normal, mas o ritmo respiratório for demasiadamente rápido (por exemplo, 75 batimentos por minuto e 25 movimentos por minuto = 75:25, ou 3:1), os pulmões terão que trabalhar excessivamente para receber a quantidade apropriada de oxigênio (Azul) e muitas vezes não liberam totalmente o gás carbônico e as toxinas. A pessoa terá então que relaxar o sistema respiratório com Índigo, aplicado sobre a região pulmonar (anterior ou posterior), para tornar a respiração mais satisfatória.

RITMO RESPIRATÓRIO MUITO LENTO (PROPORÇÃO > 5). Quando o ritmo cardíaco for normal e o respiratório demasiadamente baixo (por exemplo, 75 batimentos por minuto e 10 movimentos por minuto = 75:10, ou 7,5:1), o corpo não estará recebendo oxigênio suficiente, pois os pulmões estão enfraquecidos ou, talvez, o centro respiratório no cérebro esteja sofrendo a ação de toxinas e, portanto, é incapaz de ajudar a desintoxicar o corpo. Nesse caso, os pulmões precisam ser ativados com o Laranja, aplicado sobre a região pulmonar (posterior ou anterior). Em seguida, é preciso fazer uma desintoxicação geral no ambiente e no corpo (principalmente pelo uso do Verde-limão no corpo).

RITMO CARDÍACO. Um ritmo cardíaco normal em adultos está entre 55 batimentos por minuto (presente principalmente em atletas e vegetarianos) e 85 batimentos por minuto (entre aqueles que consomem carne), dependendo obviamente da alimentação da pessoa, da prática de exercícios físicos, do estilo de vida e do sexo. Se o ritmo cardíaco está abaixo ou acima do normal e o ritmo respiratório próximo do normal, a pessoa então terá que regularizar o ritmo cardíaco para equilibrar a proporção.

RITMO CARDÍACO MUITO RÁPIDO (PROPORÇÃO > 5). Com batimentos cardíacos muito acelerados e um ritmo respiratório normal (por exemplo, 105 batimentos por minuto e 15 movimentos por minuto = 105/15, 7:1, o coração precisa ser tranqüilizado por meio da aplicação do Púrpura na região do coração (frontal).

RITMO CARDÍACO MUITO LENTO (PROPORÇÃO < 5). Com batimentos cardíacos muito lentos e um ritmo respiratório normal (por exemplo, 45 batimentos por minuto e 15 movimentos por minuto = 45/15, ou 3:1), o coração precisa ser estimulado pela aplicação do Escarlate na região do coração (frontal).

CONTROLE DO RITMO CARDÍACO. Quando não se sabe ao certo se o ritmo cardíaco é rápido ou lento demais em determinada pessoa — uma vez que ele se altera com a idade, com prática de exercícios físicos e com a alimentação — deve-se observar a proporção. Use então o Magenta por uma hora, ou por algumas sessões, na parte superior do tórax (frontal) e/ou na área dos rins (posterior), e verifique novamente a proporção. Se o ritmo cardíaco aumentou, isso é uma indicação de que ele precisa ser mais alto e, portanto, deve-se aplicar o Escarlate na próxima sessão. Se o ritmo cardíaco diminui após a aplicação de Magenta, é porque ele precisa ser menor e, portanto, o Púrpura deve ser aplicado.

RESUMO DAS PROPORÇÕES:

Proporção 5:1	Saúde boa ou boas chances de recuperação.
Proporção 4:1	Saúde relativamente boa e chances relativamente boas de recuperação.
Proporção 3:1	Necessidade de tratamento urgente; possivelmente tóxico.
Proporção 2:1 (**ou menor**)	A morte pode estar próxima, mas o restabelecimento sempre é possível.
Proporção 6:1 (**ou superior**) (conforme encontradas pela pesquisa B.E.E.M.)	Toxinas podem estar sobrecarregando o coração ou o centro da respiração no cérebro. O corpo provavelmente está sendo afetado por toxinas.

A IMPORTÂNCIA DA PROPORÇÃO. Antes de colocar em prática a 49ª Técnica Vibratória, a pessoa terá que calcular essa proporção para verificar se os batimentos cardíacos e os movimentos respiratórios estão funcionando normalmente e, portanto, estão mais receptivos ao tratamento. É importante que esses dois sistemas de energia vital funcionem nas proporções 4:1, 5:1 ou 6:1.

Em casos graves, o tratamento dos principais sintomas deve ser iniciado imediatamente. Em casos menos críticos, deve-se equilibrar a relação coração/pulmão a uma proporção saudável antes de se iniciar o tratamento.

DISTÚRBIO DO EQUILÍBRIO PROPORCIONAL. Quando a proporção volta a desequilibrar-se dentro de alguns dias após a aplicação cromática ter efetuado o equilíbrio, isso pode indicar que a pessoa vive num ambiente tóxico. Observe se há toxinas poluindo o ar (pesticidas, bolinhas de naftalina, herbicidas, produtos de limpeza, fumaça de tabaco, etc.) no interior ou em volta do ambiente e remova-as ou neutralize-as.

Hidrocromoterapia: água cromatizada para acelerar a cura

CROMOTERAPIA DE USO INTERNO. A terapia vibratória pode também ser aplicada por meio da água tratada cromaticamente (hidrocromoterapia). Essa terapia pode servir a um duplo propósito: emitir cor e proporcionar ao organismo uma quantidade maior de água, uma vez que a maioria das pessoas não costuma tomar água o bastante diariamente. Um filtro cromático pode ser colocado sobre um recipiente com água, usando-se a luz solar direta (a mais eficiente) ou uma luz incandescente para cromatizar a água com as vibrações de cura apropriadas.

ÁGUA E RECIPIENTE. Antes de emitir vibrações à água para cromatizá-la, é importante assegurar-se da pureza do líquido, e também que nele sejam projetados apenas os raios de luz das cores apropriadas. Para isso pode-se colocar a água num recipiente de vidro e cobri-lo com um objeto escuro — por exemplo, um saco plástico preto usado para filmes fotográficos ou uma caixa escura com uma abertura no topo do recipiente de vidro, onde é colocado o filtro da luz.

FONTES DE LUZ PARA HIDROCROMOTERAPIA. O Amarelo, o Laranja e o Vermelho são muito eficientes quando projetados com luz incandescente, que esteja do lado vermelho/amarelo do espectro. As outras cores são melhor projetadas por meio da luz solar natural, que contém os raios de todas as cores em combinação perfeita. Entretanto, provou-se que o uso de ambas as fontes é benéfico na cromoterapia.

Se o recipiente for exposto à luz do sol por um período de três a quatro horas, a água ficará totalmente cromatizada e pronta para ser tomada. A água não deve ser consumida muito tempo depois, pois ela perde a energia cromática com o tempo. Pode-se utilizar toda a série de doze cores.

CONSERVAÇÃO DA ÁGUA CROMATIZADA. Depois que o filtro e o recipiente de vidro com água cromatizada são tirados da luz, recomenda-se manter a água fresca em um lugar escuro ou dentro de recipiente escuro, caso não seja consumida imediatamente.

COMO CROMATIZAR A ÁGUA DURANTE A APLICAÇÃO. Muitas pessoas cromatizam a água durante o tratamento cromoterapêutico. Nesse caso, um recipiente de vidro transparente com água pode ser colocado diante da luz colorida, perto da pessoa que estiver recebendo a aplicação. Essa água, que absorveu a vibração cromática, pode, quando ingerida, ajudar na harmonização da aura. A fonte de luz artificial (*jamais* use luz fluorescente) deve ficar a um metro do recipiente de água. O líquido deve ser cromatizado com apenas uma cor de cada vez e então ingerido.

AS VANTAGENS DA ÁGUA CROMATIZADA. A hidrocromoterapia é um procedimento que poupa tempo e é mais eficaz quando a água age diretamente sobre os órgãos ou sobre as áreas afetadas, como uma úlcera no aparelho digestivo ou no sistema excretor, nos quais o Verde-limão ou o Índigo pode ser benéfico. Contra a diarréia, pode-se tomar água cromatizada com Amarelo uma vez e, então, água cromatizada com Vermelho. O

Verde-limão, o Amarelo e o Laranja são usados para curar a prisão de ventre. O Amarelo atua como laxante, o Verde-limão desintoxica e o Laranja ativa o potássio para o equilíbrio ácido/alcalino. O Índigo acalma os nervos e a digestão. As vibrações cromáticas da água atingem também muitas outras áreas do corpo.

Outros casos — tais como limpeza da bexiga ou do sistema urinário, remoção de cálculos renais, tratamento do alcoolismo, do vício em drogas e de intoxicação alimentar, para mencionar apenas alguns — podem ser beneficiados pela hidrocromoterapia em combinação com a terapia cromática (ver fórmulas, no Capítulo 5, das cores apropriadas). A água cromatizada pode também ser eficaz para induzir o sono profundo, uma vez que a água cromatizada com Azul, quando ingerida antes de deitar-se, acalma e relaxa o estômago.

APLICAÇÃO OU INGESTÃO. O uso de água cromatizada é mais eficaz quando os distúrbios não são crônicos ou graves. A aplicação direta da luz sobre a aura tem um efeito muito benéfico sobre as doenças crônicas ou graves, quando se usa hidrocromoterapia como suplemento da cromoterapia. A hidrocromoterapia mantém o corpo harmonizado quando aplicada regularmente, respondendo às necessidades da aura tanto a longo como a curto prazo.

PURIFICAÇÃO DA ÁGUA. Se a pessoa tem dúvidas quanto à origem da sua água potável (em termos de aditivos químicos como fluoretos tóxicos e outros poluentes industriais), ela poderá purificá-la colocando um filtro Verde-limão sobre a água em um recipiente escuro. Entretanto, recomenda-se o uso de água mineral ou de água da fonte para a hidrocromoterapia, na ausência de um sistema apropriado de purificação da água.

O consumo prolongado de água destilada pode exaurir o sistema de minerais essenciais.

FARMÁCIA CROMÁTICA. O conjunto dos doze filtros da 49ª Técnica Vibratória pode funcionar como uma minifarmácia, que extrai do céu os "medicamentos celestiais" que ativam com eficácia o nosso sistema. Uma vez que o corpo tenha recuperado o seu equilíbrio (em termos de vibrações) pela cromoterapia e pela hidrocromoterapia, o organismo deverá permanecer equilibrado só pelo consumo diário de água cromatizada, a não ser que haja interferências generalizadas de toxinas emocionais ou ambientais.

Vibrações sonoras/cromáticas para a cura

A CONVERSÃO DA LUZ EM SOM. A cromoterapia pode ser reforçada pelo uso de freqüências sonoras harmoniosas. Dinshah calculou a vibração sonora equivalente a cada uma de suas doze cores (ver Ilustração 4-4). Por exemplo, a freqüência ou vibração básica da cor Vermelha é de 346 trilhões de ciclos por segundo. Para chegar a uma vibração comparável na freqüência audível (convertendo as vibrações visuais em vibrações audíveis), Dinshah dividiu a freqüência cromática básica por dois, 40 vezes. O resultado com respeito ao Vermelho é 392, ou a nota musical G (dó). Por esse cálculo, descobrimos que o som correspondente está na freqüência da nona oitava hipotética — isto é, 40 oitavas hipotéticas abaixo da vibração cromática do espectro visível.

A OITAVA DE SEIS. Em música, o primeiro e o último tom da oitava (que significa oito) fazem parte da oitava anterior (menor) e da seguinte (maior), respectivamente. Portanto, pode-se considerar que a oitava é constituída de sete notas. De maneira notável, Dinshah chegou matematicamente a apenas seis intervalos de segunda maior (G, A, B, C, D, E) (dó, ré, mi, fá, sol, lá), que são os equivalentes aproximados da 49ª oitava visível com respeito às cores Vermelha, Laranja, Verde-limão, Verde,

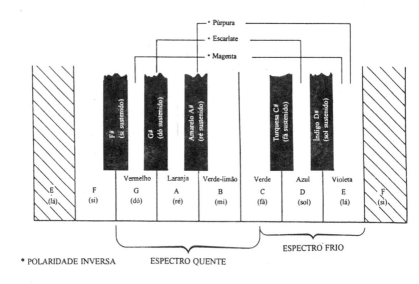

Ilustração 4-4. Os equivalentes entre cores e sons de Dinshah. Os complementos tonais para piano das vibrações das cores utilizadas pela 49ª Técnica Vibratória. As freqüências mais baixas estimulam; os ritmos mais lentos acalmam. O Púrpura, o Escarlate e o Magenta têm polaridade inversa.

Azul e Violeta. Isto é, as notas anterior e posterior desaparecem, quando comparadas com vibrações luminosas harmoniosas, nas seqüências infravermelha ou violeta. Dinshah acrescentou três semitons entre G e E (dó e lá) (A#, C# e D#) (Ré sustenido, fá sustenido e sol sustenido) com respeito às cores Amarela, Turquesa e Índigo. Ele combinou G e E (dó e lá) (isto é, Vermelho e Violeta) para encontrar o som equivalente ao Magenta; combinou A# (ré sustenido) e E (lá sustenido) (Amarelo e Violeta) para o som equivalente ao Púrpura; mas usou G# (dó sustenido) e D (sol) (em vez de G e D (dó e sol) para o Vermelho e para o Azul) a fim de encontrar o equivalente ao Escarlate, devido a suas correlações cores/sons.

COMO OS SONS MUSICAIS CURAM. Da mesma forma que a cromoterapia, ou a terapia vibratória, atua sobre a aura, as freqüências equivalentes às das cores (notas) também ressoam musicalmente em harmonia com as freqüências das cores no campo energético. Utilizando a fórmula de conversão de Dinshah, a extremidade inferior a 49ª oitava, o Vermelho, equivale a 392 (omitidos os decimais) ou à nota G (dó). Essa vibração ressoa na freqüência média da maioria dos instrumentos musicais, como ocorrem com as outras onze cores/notas usadas na cromoterapia. (Ver Ilustração 4-5, os equivalentes cores/notas.)

Como você deve ter notado, na 49ª Técnica Vibratória os vermelhos são relacionados com as freqüências sonoras mais baixas (graves) e os azuis são relacionados com as freqüências mais altas (agudas), pois as vibrações (e, portanto, os sons correspondentes) dos azuis são mais altas e as dos vermelhos mais baixas quando convertidas sistematicamente pela fórmula de Dinshah das vibrações cromáticas. Entretanto, tenha em mente que por razões até hoje desconhecidas, os ritmos lentos relaxam (como os azuis) e os ritmos acelerados estimulam (como os vermelhos).

As relações som/luz utilizadas na 49ª Técnica Vibratória com o propósito de cura são diferentes das usadas para entretenimento. Se considerarmos as luzes de uma discoteca, notamos que os azuis são relacionados com os sons de freqüências mais baixas (mais graves); os vermelhos são considerados comparáveis aos sons de freqüências mais altas (mais agudas).

Como é a vibração combinada que cura por meio de seus efeitos na aura humana, os sons harmoniosos reforçam enormemente a terapia cromática.

O USO DE UM SINTETIZADOR PARA TORNAR MAIS EFICIENTE A CROMOTERAPIA. Os instrumentos musicais que conseguem produzir uma seqüência ininterrupta, como o sintetizador, são capazes de produzir freqüências precisas em harmonia com as do espectro de luz visível, quando se usa a fórmula matemática de Dinshah. O som, usado em seqüência com a terapia cromática, multiplica seus benefícios. A terapia sonora quando usada separadamente, em regra não chega nem perto em termos de eficácia da terapia cromática, mas, atuando sinergeticamente, elas são ainda mais eficazes. O sintetizador tem a capacidade de combinar muitos instrumentos, todos afinados no mesmo nível vibratório para tornar o som mais agradável.

EQUIVALÊNCIA ENTRE CORES E SONS. Os sons equivalentes às cores sugeridas na 49ª Técnica Vibratória, conforme investigados por Dinshah, estão resumidos na página seguinte.

Encontram-se disponíveis fitas gravadas (cada fita se limita a uma combinação musical cor/nota ou vibração da 49ª Técnica Vibratória). As seis fitas, cujo objetivo é complementar as doze cores do espectro visível, contêm as doze notas musicais ou freqüências. Em cada fita, de 30 minutos de duração, foi gravado o som de um sintetizador, com sons alternativos ajustados de acordo com a fórmula de redução monocórdia para a cromoterapia e para a ativação dos chakras.

A cromoterapia aplicada em animais e em plantas

Há uma linha secundária mas interessante da medicina cromática que trata de animais domésticos e outros, mesmo com uma anatomia um pouco diferente da nossa. Essas criaturas têm a mesma atividade celular, de maneira que os resultados da terapia cromática são muito semelhantes em seu corpo. É desnecessário dizer que diagnosticar doenças em animais é algo difícil e diferente. Entretanto, a artrite, por exemplo, pode ser curada nos animais, bem como nos seres humanos, pela utilização do mesmo esquema cromático. Um pêndulo pode também ser usado para determinar a cor apropriada para animais e plantas. Deve-se ressaltar que os animais são com freqüência mais sensíveis e receptivos à cromoterapia do que as pessoas e, conseqüentemente, podem precisar de sessões mais curtas.

O próximo (e último) capítulo trata da aplicação prática da 49ª Técnica Vibratória para tratar mais de 100 das doenças mais comuns dos seres humanos. Neste capítulo, são estabelecidas as relações entre as cores ou vibrações e os bloqueios energéticos em partes específicas do corpo.

Os Equivalentes entre Cores e Sons Usados na 49ª Técnica Vibratória			
Cor	**Nota Musical**	**Freqüência Tonal**
Vermelho	G (dó)	392
Laranja	A (ré)	440
Amarelo	A# (ré sustenido)	466
Verde-limão	B (mi)	494
Verde	C (fá)	523
Turquesa	C# (fá sustenido)	554
Azul	D (sol)	587
Índigo	D# (sol sustenido)	622
Violeta	E (lá)	659
Púrpura	A# (ré sustenido) + E (lá)	562 PI
Magenta	G (dó) + E (lá)	525 PI
Escarlate	G# (dó sustenido) + D (sol)	501 PI
		PI = Polaridade inversa

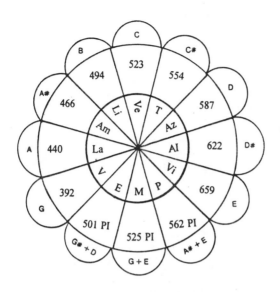

NOTAS MUSICAIS EM HARMONIA COM AS CORRESPONDENTES CORES DE CURA

CORES	FREQÜÊNCIA MUSICAL	NOTAS
V = Vermelho	392	G (dó)
La = Laranja	440	A (ré)
Am = Amarelo	466	A# (ré sustenido)
Li = Verde-limão	494	B (mi)
Ve = Verde	523	C (fá)
T = Turquesa	554	C# (fá sustenido)
Az = Azul	587	D (sol)
AI = Índigo	622	D# (sol sustenido)
Vi = Violeta	659	E (lá)
P = Púrpura	562 PI	A# (ré sustenido) + E (lá)
M = Magenta	525 PI	G (dó) + E (lá)
E = Escarlate	501 PI	G# (dó sustenido) + D (sol)

PI = Polaridade Inversa

Ilustração 4-5. Cores, notas e freqüências equivalentes, de acordo com Dinshah.

5

O Uso das Fórmulas Cromáticas

Como Determinar a Cor Apropriada para Aliviar ou Curar as 123 Principais Doenças

O tratamento de doenças específicas pela cromoterapia

FÓRMULAS CROMÁTICAS. No final deste capítulo (no Apêndice), há uma lista em ordem alfabética de mais de 100 doenças, as mais comuns. Essa lista vem acompanhada dos filtros cromáticos apropriados, que devem ser aplicados nas várias partes do corpo para efetuar a cura, utilizando a 49ª Técnica Vibratória.

Essas aplicações cromáticas para cura e harmonização seguem a Escola de Dinshah e as cores indicadas para cada doença (em ordem alfabética) são recomendadas para as situações típicas. Entretanto, algumas alterações podem ser necessárias — mesmo o uso de cores opostas —, pois cada caso deve ser avaliado individualmente, já que as causas dos sintomas, às vezes idênticos, podem variar. Em geral, as cores relacionadas devem ser alternadas sistematicamente para que sejam totalmente eficazes, especialmente em casos crônicos ou graves. Quando houver alguma dúvida quanto aos efeitos das cores, aplique cada uma das cores recomendadas até que os resultados possam ser avaliados; então, concentre o tratamento sobretudo na cor que parece ter sido mais eficaz na ocasião. De acordo com o que foi explicado nos capítulos anteriores, depois de aplicar uma cor por um período prolongado, aplique uma das cores opostas, para contrabalançar o organismo, ao menos uma vez a cada sete sessões.

A aplicação das vibrações cromáticas apropriadas às diferentes partes do corpo

O MAPA DO CORPO. Uma representação do corpo humano (Ilustração 5-1) é apresentada para ilustrar a aplicação da 49ª Técnica Vibratória em áreas afetadas (AA) específicas. Nela são indicados números (usados como referências na lista de doenças) que correspondem às áreas dos órgãos do corpo humano. A Ilustração 5-2 mostra a localização dos principais órgãos do corpo. As áreas indicadas na lista aparecem codificadas da seguinte maneira: AS, PS, AA, TCA, TCP, que indicam se as aplicações devem ser dirigidas à parte anterior sistêmica do corpo (AS), à parte posterior sistêmica (PS), às áreas afetadas (AA), em todo o corpo anterior (TCA) ou em todo o corpo posterior (TCP).

A PARTE ANTERIOR SISTÊMICA (AS). A parte anterior sistêmica (Ilustração 5-1) cobre a área dos setes chakras principais e começa no topo da cabeça, terminando nas articulações dos quadris (números 1-9), sobre a pele nua. Grande parte do processo de cura efetuado pela terapia cromática ocorre devido à aplicação das diferentes cores sobre esta área do corpo. A designação conceitual será AS, significando a parte anterior sistêmica do corpo.

A PARTE POSTERIOR SISTÊMICA (PS). A parte posterior sistêmica (números 10-13, na figura à direita da Ilustração 5-1; pele nua) refere-se à parte POSTERIOR do corpo, do alto da cabeça até as articulações dos quadris, onde os principais chakras têm seus centros. É designada com PS (parte posterior sistêmica) para fins de aplicação. A aplicação indicada na 49ª Técnica Vibratória precisa cobrir toda essa área genérica, quando assim for recomendado.

TODO O CORPO ANTERIOR OU TODO O CORPO POSTERIOR (TCA, TCP). Todo o corpo anterior (TCA) ou todo corpo posterior (TCP) inclui braços e pernas (sobre a pele nua). Essa aplicação é às vezes necessária, como, por exemplo, em casos de doenças no sangue ou na pele.

ÁREAS ESPECIFICAMENTE AFETADAS (AA). Quando áreas específicas necessitam de tratamento (não as AS e PS), elas são designadas como AA, ou área(s) afetada(s). Para a recuperação dessas áreas, a aplicação de luz cromática não precisa cobrir as áreas inteiras dos chakras anterior ou posterior. As áreas não tratadas podem estar cobertas com roupas, com um cobertor ou com algo semelhante. Cada área afetada é identificada com um número, pelo qual ela pode então ser localizada na Ilustração 5-1.

Na Ilustração 5-1, na parte anterior do corpo, temos as seguintes áreas: Área 1: a região das glândulas pituitária e pineal e a região do cérebro; Área 2: o pescoço, a tireóide e a paratireóide; Área 3: os pulmões, o coração e o timo; Área 4: o baço; Área 5: o fígado/vesícula biliar; Área 6: o estômago; Área 7: os

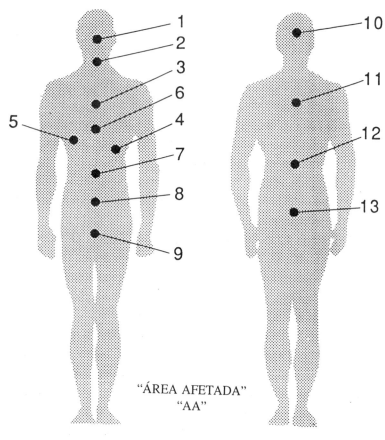

Ilustração 5-1. Áreas de Aplicação. À esquerda: parte anterior sistêmica (AS, 1-9); à direita: parte posterior sistêmica (PS, 10-13). Os números codificados (indicados acima) encontram-se na lista do Apêndice, e referem-se às áreas em que alguns órgãos são encontrados. Os principais órgãos do corpo são mostrados na Ilustração 5-2.

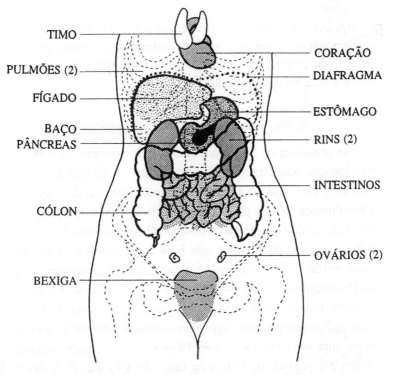

Ilustração 5-2. Localização dos principais órgãos.

intestinos grosso e delgado; Área 8: a bexiga, o apêndice e os órgãos reprodutivos internos; e Área 9: os órgãos reprodutivos externos.

Na parte posterior do corpo da Ilustração 5-1, encontram-se: Área 10: o cérebro; Área 11: os pulmões; Área 12; os rins; Área 13: o reto.

Quando se focaliza o raio de luz sobre a região do corpo correspondente a um dos números indicados na Ilustração 5-1, ele cromatiza uma área maior do que a mostrada no desenho, que é a área do devido órgão.

Como usar as fórmulas cromáticas

Se procurarmos por "concussão", por exemplo, na relação das doenças, encontramos: "Púrpura sobre AS, Índigo sobre 1". Isso quer dizer que, no caso de concussão, a pessoa deve aplicar a cor Púrpura sobre a parte anterior sistêmica do corpo (AS, das articulações dos quadris até o alto da cabeça) por uma hora. Depois de passada pelo menos uma hora dessa aplicação, a pessoa deve aplicar a cor Índigo sobre a face (Área 1, conforme se vê na Ilustração 5-1). Em casos de emergência, pode-se dispensar o intervalo entre uma aplicação e outra. Se for preciso efetuar mais aplicações para que haja alívio, deve-se alternar as cores e fazer uma nova aplicação com Púrpura (AS, na parte anterior sistêmica), seguida de Índigo na face (Área 1), etc. Pode haver necessidade de se fazer um exame médico antes da aplicação.

Como focalizar as cores no corpo

Quando se projeta as cores no corpo, as tonalidades mais claras serão mais visíveis do que as escuras. No caso de algumas das cores mais escuras, como o Magenta, torna-se difícil focalizar com precisão a luz na área afetada, especialmente quando essa área é importante. Caso haja dificuldade em focalizar as cores mais escuras sobre a área afetada, pode-se inicialmente inserir um filtro de cor mais clara, que permitirá ver com mais nitidez a área do corpo que está sendo coberta, e, então, substituí-lo pelo de cor mais escura, apropriado para o tratamento. O fato de essas cores mais escuras não serem tão visíveis não significa que elas não estejam atuando tão eficazmente quanto as mais claras. Não é a intensidade da cor, mas a freqüência correta que importa.

Verifique antes a proporção dos ritmos cardíaco e respiratório

Antes de fazer a primeira aplicação, verifique a proporção dos ritmos cardíaco e respiratório, e, se houver tempo, comece com a cor apropriada para equilibrá-la (ver Capítulo 4). Pode ser essencial normalizar a proporção entre os ritmos cardíaco e respiratório em 5:1. Se por um período prolongado de tempo a pessoa tiver dificuldades para elevar ou manter a proporção acima de 3:1, por exemplo, isso é sinal de que será muito difícil obter resultados positivos através da 49ª Técnica Vibratória nessa pessoa em particular. Nesse caso, é provável que essa pessoa esteja em contato com substâncias nocivas (contidas no ar, na água, na comida ou no vestuário). Essas toxinas têm que ser eliminadas para que ela recupere a saúde. Se a proporção estiver em torno de 2:1, isso indica que a pessoa pode ter muito pouco tempo de vida, embora mesmo nesses casos o restabelecimento seja possível.

Como completar o ciclo de uma aplicação cromática

Depois que conseguiu-se eliminar o bloqueio energético do corpo através da 49ª Técnica Vibratória, é importante fazer uma última aplicação com uma cor do centro do espectro (normalmente Verde ou Turquesa) para se estabilizar o efeito do tratamento.

Quando as cores não funcionam

PODE SER NECESSÁRIA UMA COR DIFERENTE. Embora a 49ª Técnica Vibratória tenha funcionado rapidamente para muitas pessoas, algumas pessoas ficam desestimuladas inicialmente com a aplicação da cromoterapia quando os resultados não são imediatos. Muitos fatores contribuem para isso. A certa altura do tratamento, uma cor diferente pode ser necessária. O próprio corpo indicará após um período de várias aplicações, qual a cor mais apropriada, que provocará bem-estar e alívio imediato.

COMPLEMENTO ALIMENTAR. Em muitos casos, é preciso completar a cromoterapia com uma alimentação balanceada, especialmente em casos crônicos ou graves, em que o equilíbrio da energia áurica precisa corresponder ao dos órgãos internos.

REMOÇÃO DE TODAS AS TOXINAS. Todas as toxinas devem ser eliminadas do organismo para que ocorra a cura. Isso é essencial.

COMO EVITAR REAÇÕES DESFAVORÁVEIS. Essas reações ocorrem raramente, uma vez que a aura normalmente não absorve as cores desnecessárias, a não ser quando a pessoa está debilitada. A(s) cor(es) opostas devem ser usadas por uma ou mais sessões (ou, pelo menos, uma vez por semana após o uso de uma cor predominante) para evitar que a aura fique sobrecarregada com uma cor.

Se a pessoa estiver recebendo uma aplicação de duas cores sobre várias partes do corpo, ela pode ter uma reação desfavorável se as luzes das duas cores estiverem se sobrepondo sobre o corpo simultaneamente. Às vezes é preciso usar duas cores diferentes, como, por exemplo, no caso de contusões, em que uma parte do corpo está inchada (necessitando do espectro frio — Índigo) e outra parte necessita de um estimulante (o espectro quente — por exemplo, Vermelho no fígado). Nesses casos, procure não usar cores apostas (quente ou frio) durante a mesma aplicação, mas depois de pelo menos uma hora. Enquanto se trata do inchaço (Índigo), uma febre moderada pode ser tratada pelo Turquesa (ambas cores frias). Para aplicações de duas cores, ver Capítulo 4, *"O uso de mais de uma cor por sessão"*.

COMO DESFAZER A LIGAÇÃO. É claro que chega um tempo na vida em que o corpo físico da pessoa se deteriora a ponto de a medicina contemporânea ou mesmo a 49ª Técnica Vibratória não conseguir reverter o processo de deterioração ou de degeneração. A pessoa, então, tem de encarar de maneira diferente a sua vida, preparando-se para o próximo estágio. No entanto, mesmo nesse caso, a 49ª Técnica Vibratória pode ajudar muito a facilitar essa transição, diminuindo a dor.

Quando as reações purgativas são muito fortes

SINTOMAS PURGATIVOS. Como um aspecto importante da 49ª Técnica Vibratória é a eliminação das toxinas do corpo, às vezes ela provoca uma reação purgativa nos sistemas eliminatórios. Em geral, a pessoa não precisa se preocupar, visto que o organismo está cooperando inteligentemente com sua purificação. Em alguns casos, quando a pessoa está liberando as toxinas do corpo, algumas das funções digestivas e eliminatórias podem ficar sobrecarregadas.

PRISÃO DE VENTRE. Quando ocorre a prisão de ventre, o uso do Amarelo é em geral apropriado para estimular a área do estômago até à área mais abaixo dos intestinos. (Áreas 6, 7, 8, 9, Ilustração 5-1.)

DIARRÉIA. Se o oposto (a diarréia) ocorre, devem ser usadas novamente as cores do espectro azul para abrandar essa reação. Entretanto, antes é preciso aplicar o Amarelo para eliminar o máximo de toxinas (uma sessão); a seguir o Turquesa (uma sessão). Se a diarréia continuar depois desse tratamento, use o Índigo na mesma região em várias sessões até a digestão se normalizar.

OUTROS SINTOMAS. Pequenas erupções cutâneas ou mal-estar na área da cabeça podem aparecer; entretanto, o organismo está apenas se purificando. Se o mal-estar se tornar excessivo, deve-se então interromper provisoriamente as aplicações ou usar uma cor alternativa para equilibrar. É por isso que na 49ª Técnica Vibratória costuma-se usar uma cor oposta a cada sete aplicações de uma determinada cor ou de cores predominantemente quentes ou frias. Essa prática elimina grande parte do mal-estar que resulta da intensa limpeza natural causada pela cromoterapia.

FEBRES. Os sintomas purgativos acima descritos atuam no nosso corpo de modo semelhante à febre. Quando ela aparece, não é considerada um sintoma necessariamente prejudicial, uma vez que ela está ajudando a combater a doença em andamento. Nossa primeira reação talvez seja recorrer a uma aspirina, mas essa não é uma medida lógica, a não ser que a febre chegue a 39 ou 40°. O mesmo processo de limpeza manifestado pela febre pode ocorrer durante a Cromoterapia, quando o organismo livra-se da causa da doença através do processo de cura vibratória.

A REAÇÃO DO CORPO. Geralmente, o organismo é capaz de aceitar adequadamente a terapia cromática bem programada. A natureza da aura humana é tal que mesmo que a Cromoterapia seja aplicada com mais freqüência do que a necessária, em geral ela não causa danos. Isto é, um corpo relativamente saudável não apresentará uma reação muito forte se exposto a um excesso de cores ou mesmo a cores inadequadas, uma vez que a aura repele as cores desnecessárias. Por outro lado, a aura de uma pessoa que estiver muito doente poderá não ter a mesma capacidade seletiva que teria a de uma pessoa saudável e pode ocorrer uma reação ao uso de uma cor inadequada, se essa aplicação não for monitorada. Nesse caso, tem-se que tomar cuidado para escolher a(s) cor(es) mais eficaz(es) para trazer alívio.

CASOS GRAVES. Quando se usa a Cromoterapia em casos crônicos ou muito graves, pode ser necessária a assistência de um especialista para determinar quais as cores apropriadas, qual o número de aplicações e em que seqüência elas serão realizadas.

Em alguns casos, é extremamente importante detectar as áreas do corpo que estão debilitadas e investigar quais são as causas mais profundas da doença, pois só assim é possível determinar quais os sistemas do corpo que precisam de aplicação de cores. Esse vasto tema que abrange a localização dos bloqueios energéticos no corpo será tratado em um outro manual.

Resumo dos códigos relativos
às áreas do corpo

Eis as siglas correspondentes às áreas mais importantes para aplicação das doze cores utilizadas pela 49ª Técnica Vibratória, conforme foi mostrado na Ilustração 5-1:

AS: Parte Anterior Sistêmica do corpo (das articulações dos quadris até o topo da cabeça, na pele nua).

PS: Parte Posterior Sistêmica do corpo (das articulações dos quadris até o topo da cabeça, na pele nua).

AA: Áreas Afetadas (áreas mostrando sintomas, na pele nua, apenas nessas áreas).

TCA: Todo Corpo Anterior (da cabeça aos dedos dos pés, desnudo).

TCP: Todo Corpo Posterior (desnudo, da cabeça aos dedos dos pés).

Lembre-se: Mantenha a sala na penumbra e o corpo aquecido durante todas as aplicações. É essencial obedecer as freqüências corretas das cores.

Apêndice

Relação de 123 Doenças Humanas mais Comuns e as Fórmulas Cromáticas para Tratá-las

Os números indicam as áreas específicas do corpo (conforme Ilustração 5-1). Pode ser necessário um exame médico antes de iniciar as aplicações.

1. **ABORTO ESPONTÂNEO**
   (Ameaça de, manchas em conseqüência de): Verde na AS; Índigo na 8 e 9.

2. **ADENÓIDE (problemas glandulares):**
   Verde-limão na (parte) AS; Índigo na 1.

3. **ALCOOLISMO:**
   Azul e Magenta na AS; Escarlate na AS e PS se a circulação sangüínea for deficiente.

4. **ALERGIAS (graves):**
   Verde-limão no TCA e TCP e Amarelo na AS por duas semanas. Então, Laranja na AS (em vez de Amarelo) por duas semanas. Cuide dos sintomas separadamente quando eles aparecerem. Repita a fórmula até ficar bem. Elimine os agentes poluidores do ambiente.

5. **AMIGDALITE (Grave):**
   Verde na AS. Com febre alta, Púrpura na 1, 2 e 3.

6. **APENDICITE:**
   Verde na AS; Azul e Índigo na 8 e 9.

7. *APOPLEXIA (PARALISIA):*
   Púrpura na 1, 2, 3 e Índigo no TCA e 10; posteriormente, Verde-limão na AS; Magenta na 1, 2 e 3.

8. *ARTÉRIAS (endurecimento das):*
   Verde-limão, Púrpura e Magenta na AS.

9. *ARTRITE (Reumática, Grave):*
   Verde e Magenta na AS ou PS, incluindo AA; Azul ou Índigo na AA; Verde-limão na AA.

10. *ASMA:*
    Púrpura na 1, 2 e 3; Escarlate na 12.

11. *BAÇO (Ativação):*
    Violeta na 4.

12. *BATIMENTO CARDÍACO (lento):*
    Verde-limão e Magenta na AS; escarlate na 3 e 12. Tente também TCA e TCP em lugar de AS.

13. *BATIMENTO CARDÍACO (rápido):*
    Turquesa e Magenta na AS; Púrpura na 3 e 12.

14. *BEXIGA, INFECÇÃO NA:*
    Verde na AS; Índigo na 9 e 13.

15. *BRONQUITE (Crônica):*
    Turquesa na AS; Violeta na 1, 2 e 3.

16. *CÃIBRAS MUSCULARES:*
    Laranja na AA.

17. *CÁLCULOS BILIARES:*
    Verde-limão na AS; Laranja na 5 e 6.

18. *CÁLCULOS RENAIS:*
    Verde-limão e Magenta na PS.

19. *CALVÍCIE:*
    Laranja na AA; Verde-limão na AS; Magenta na 1, 2 e 3.

20. CÂNCER:
Verde-limão na AS, incluindo AA; Índigo na AA.

21. CANCRO:
Verde na AS e na boca. Com febre, Azul na 1 e na boca ou AS.

22. CATAPORA/VARICELA:
Verde e Azul na AS e áreas com erupções; Índigo nas áreas com sangramento.

23. CATARATA (em fase inicial):
Verde-limão na AS; Verde-limão e Amarelo na 1 por duas semanas; então, Verde-limão e Laranja na 1 por quatro semanas; depois Verde-limão e Vermelho na 1 por seis semanas. Magenta na 1, 2 e 3.

24. COÁGULOS SANGÜÍNEOS:
Verde-limão e Magenta na AS, incluindo AA.

25. CÓLERA ASIÁTICA (Estágio Preliminar):
Verde na AS; Índigo na 4, 5, 6, 7, 8 e 9. Enquanto persistir o risco de vida, Escarlate na AS e PS.

26. CÓLICAS MENSTRUAIS:
Laranja na 8 e 9; Escarlate na 12.

27. CONCUSSÃO:
Púrpura na AS; Índigo na 1.

28. CONGESTÃO PULMONAR:
Turquesa na AS; Azul na 11; Magenta na 3.

29. CONTUSÕES:
Índigo na AA para o inchaço e a dor; após o alívio, Laranja e Verde-limão na AA.

30. COSTAS, PROBLEMAS NAS:
Verde-limão na PS; Índigo na AA.

31. CURVATURA (ou DEFORMAÇÃO) DA COLUNA:
Índigo na AA, alternando com Amarelo e Verde-limão na PS por duas semanas; depois com Verde-limão e Laranja na PS por quatro semanas; depois, Verde-limão e Vermelho por seis semanas. Repita se necessário.

32. DEFICIÊNCIA IMUNOLÓGICA (AIDS):
Vermelho ou Verde-limão na TCA e TCP; Amarelo na AS; Violeta na 4 (baço).

33. DEMÊNCIA:
Verde na 1 ou AS; depois, Magenta na AS.

34. DEPENDÊNCIA DE DROGAS:
Verde na AS; Magenta ou Escarlate na 3 e 12 se o ritmo dos batimentos cardíacos for lento.

35. DIABETES MELITO:
Verde-limão na AS; Amarelo na 4, 5, 6, 7, 8 e 9; Magenta na TCA.

36. DIARRÉIA:
Amarelo na 4, 5, 6, 7, 8 e 9 uma vez; depois, Turquesa na AS uma vez. Se persistir, Índigo na AS até melhorar.

37. DIFTERIA:
Verde e Azul na AS; Magenta na 3 e 12; Púrpura na 3 e se a febre for alta.

38. DISENTERIA:
Verde na AS; Amarelo na 4, 5, 6, 7, 8 e 9 uma ou duas vezes. Depois, Índigo nas mesmas áreas; Verde na AS.

39. DISTÚRBIOS CUTÂNEOS:
Tipos supurados: Turquesa na AS e AA. Ao secarem, Índigo na AA, Turquesa na AS. Tipos ressecados: Verde-limão na AS, Laranja na AA. Quando AA torna-se úmida, fazer a aplicação indicada para tipos supurados.

40. DISTÚRBIOS GASTROINTESTINAIS:
Amarelo na 4, 5, 6, 7 e 8 dez vezes; depois Turquesa na AS.

41. DOENÇA DE ALZHEIMER:
Verde-limão na AS; Magenta na 1, 2, 3 e 12.

42. DOENÇA DE PARKINSON:
Verde-limão e Amarelo na 1 e 10 por duas semanas; Verde-limão e Laranja na 1 e 10 por quatro semanas. Repita se for necessário.

43. DOENÇA DO SONO:
Amarelo e Verde na AS e na nuca; Azul na AS.

44. DOR DE CABEÇA (Enxaqueca):
Púrpura na 1, 2 e 3 ou Escarlate na 1.

45. DOR DE DENTE:
Índigo na 1.

46. DOR DE OUVIDO:
Turquesa na AS; Laranja na AA. Se não melhorar, Violeta na AA.

47. EPILEPSIA:
Púrpura na AS; Verde-limão e Amarelo na 1 e na 10 por duas semanas; depois, Verde-limão e Laranja na 1 e na 10 por quatro semanas. Repita se necessário.

48. ESCARLATINA:
Verde e Azul na AS e PS, incluindo as áreas com erupções, Magenta na 3. Com febre alta, Púrpura na 3.

49. FEBRE CÍSTICA:
Verde-limão na TCA e no pâncreas a partir da parte posterior (Área 12).

50. FEBRE TIREÓIDICA:
Verde e Azul na AS; Magenta na 3. Com febre alta ou dor de cabeça, Púrpura na 3.

51. FEBRES REUMÁTICAS (Crônicas):
Verde e Índigo na AS, incluindo AA; Magenta na 3 e 12.

52. **FÍGADO/PROBLEMAS HEPÁTICOS (Cirrose):**
    Verde-limão na AS; Vermelho na 5 e 6; Magenta na 3, 4, 5, 6 e 12; Índigo nas áreas com hemorragia.

53. **FRATURAS:**
    Laranja e Verde-limão tão próximas da fratura quanto for possível (diretamente, se necessário) depois que os ossos tiverem sido colocados no lugar.

54. **FUMO (Vício em cigarros):**
    Verde na AS para reparar os danos; Laranja e Verde-limão na 3 e 11.

55. **FURÚNCULOS e CARBÚNCULOS:**
    Verde-limão na AS, incluindo AA e Laranja na AA até o pus desaparecer, alternando com Verde-limão na AS. Então, somente Turquesa na AS e Índigo na AA.

56. **GANGRENA:**
    Verde-limão e Magenta na AS, incluindo AA.

57. **GARGANTA, DOR DE (Grave):**
    Verde na AS; Azul na 1 e 2. Com febre alta, Azul na AS. Com dor de cabeça e febre alta, Púrpura na 1, 2 e 3.

58. **GENGIVITE:**
    Turquesa na AS; Índigo na 1. Se crônica, Verde-limão na AS.

59. **GLAUCOMA:**
    Verde-limão na AS; Índigo na 1; Magenta na 3 e 12.

60. **GONORRÉIA e SÍFILIS:**
    Verde e Azul na AS até desaparecerem os sintomas graves. Depois Verde-limão na AS.

61. **GOTA:**
    Verde-limão e Magenta no TCA; Escarlate na 12.

62. **GRAVIDEZ (Trabalhos de parto prolongados):**
    Verde na 1; Escarlate na 8 e 9.

63. GRAVIDEZ (Supostamente normal):
Verde na AS; Amarelo na 4, 5, 6, 7 e 8; Magenta na 3 e 12.

64. HEMOFILIA:
Verde-limão e Magenta no TCA; Índigo nas áreas com hemorragia; Vermelho na 5 e 6.

65. HEMORRÓIDAS:
Verde-limão na PS; Índigo na 13.

66. HEPATITE (Crônica):
Verde e Azul na AS; Vermelho na 5 e 6.

67. HÉRNIA:
Verde-limão na AS; Amarelo e Índigo na AA.

68. HERPES-ZÓSTER/COBREIRO:
Grave: Verde e Índigo na AS e toda AA. Crônica: AS e toda AA; Verde-limão e Amarelo por duas semanas; depois, Verde-limão e Laranja por quatro semanas. Violeta nas áreas doloridas. Repita se necessário.

69. HISTERIA:
Azul e Magenta na AS; Verde na 1 ou AS; Escarlate na 8 e 9.

70. IMPOTÊNCIA SEXUAL:
Verde e Laranja na AS; Magenta na AS e 12; Escarlate na 8 e 9.

71. INDIGESTÃO:
Laranja na 4, 5, 6, 7, 8 e 9.

72. INFLAMAÇÃO NA PRÓSTATA (Crônica):
Turquesa na AS; Azul entre 9 e 13.

73. INFLAMAÇÃO:
Verde e Azul na AS e PS, incluindo a AA; Magenta na 3. Com febre alta ou pulsação acelerada, Magenta na 12.

74. INFLUENZA/GRIPE:
Verde e Azul na AS; Magenta na 3.

75. **INSOLAÇÃO/QUEIMADURA DO SOL:**
    Azul na AS; Púrpura na 3 para a insolação; entretanto, Vermelho na AA para as queimaduras de sol.
76. **INSÔNIA:**
    Violeta na 1; Púrpura na 1, 2 e 3.
77. **INTOXICAÇÃO ALIMENTAR:**
    Verde na AS; Magenta na 3.
78. **LARINGITE:**
    Turquesa na AS: Violeta na 1 e 2.
79. **LEUCEMIA:**
    Vermelho e Verde-limão na TCA, alternando com Magenta e Índigo em possíveis hemorragias.
80. **MAL-ESTAR CAUSADO PELA ALTITUDE:**
    Azul na AS. Laranja na 2, 3 e 11.
81. **MENINGITE (Grave):**
    Verde e Índigo na AS; Magenta na 3. Com febre alta, Púrpura na 3.
82. **MENSTRUAÇÃO (Ausência de):**
    Verde-limão na AS; Verde na 1; Escarlate na 8 e 9; Magenta na 12.
83. **MENSTRUAÇÃO (Fluxo excessivo):**
    Índigo na 8 e 9.
84. **MONONUCLEOSE (Infecção):**
    Verde e Azul na AS; Magenta na 3 e 12; Amarelo nas áreas linfáticas afetadas. Quando houver febre alta, Púrpura na 3.
85. **OBESIDADE:**
    Verde-limão na AS; Violeta na 6 e 8 para a fome excessiva.
86. **PAROTIDITE (Caxumba):**
    Verde e Azul; posteriormente, durante a convalescença, Verde-limão, depois Amarelo e, em seguida, Turquesa, todas na AS.

87. *PERDA DA CAPACIDADE SENSORIAL:*
Verde-limão na AS e PS; Verde-limão e Amarelo na AS ou PS por duas semanas; Verde-limão e Laranja na AS ou PS por quatro semanas; Verde-limão e Vermelho na AS ou PS por seis semanas. Repita se necessário.

88. *PERDA DE CABELOS:*
Laranja na AA; Verde-limão na AS; Magenta na 1, 2 e 3. Elimine os agentes poluidores do ambiente.

89. *PLEURISIA/PLEURITE:*
Verde na AS; Azul na 3 e 11; Magenta na 3 e 12.

90. *PNEUMONIA:*
Verde na AS; Azul na 3 e 11; Magenta na 3. Quando houver febre alta, Púrpura na 3.

91. *POLINOSE/FEBRE DE FENO:*
Verde-limão na AS; Turquesa na 1. Se houver falta de oxigênio, Azul na 1.

92. *POLIOMIELITE:*
Verde na AS; incluindo AA. Com febre, Azul na AS. Também, AS e PS, incluindo AA; Verde-limão e Amarelo por duas semanas; depois, Verde-limão e Laranja por quatro semanas; depois, Verde-limão e Vermelho por seis semanas. Repita se necessário. Se houver problemas e fraqueza, Escarlate na AS, incluindo AA.

93. *PRESSÃO SANGÜÍNEA/ARTERIAL (Alta):*
Verde-limão e Púrpura na AS e PS e TCP; Magenta na 3 e 12.

94. *PRESSÃO SANGÜÍNEA/ARTERIAL (Baixa):*
Verde-limão e Escarlate na AS e PS ou TCA e TCP.

95. *PRISÃO DE VENTRE:*
Verde-limão na AS; Amarelo na 4, 5, 6, 7 e 8, alternando com Laranja na 4, 5, 6, 7 e 8 em casos persistentes.

96. QUEIMADURAS *(por calor)*:
Azul e Índigo na AA, Turquesa na AS, incluindo AA; em seguida, Verde na AA.

97. QUEIMADURAS *(por Raios Ultravioleta ou Raios X)*:
Com pouca ou nenhuma febre, Verde na AS, inclusive AA; Vermelho na AA; Turquesa na região afetada. Com febres mais altas, Azul ou Índigo na AS, inclusive AA; Vermelho na AA.

98. RAIVA:
Estágio 1: Verde na AS e PS; Azul na AS; Amarelo na PS.
Estágio 2 (Irritação): Amarelo só na PS; Magenta na 1-3; Violeta na AS. Estágio 3 (paralisia): Escarlate na AS e PS.

99. RESFRIADO, *começo de (Cabeça)*:
Escarlate na 1, 2, e 3 por uma sessão. Depois, Verde na AS; Azul na 1 e 2.

100. RESFRIADOS:
Verde e Azul na AS; Magenta na 3 e 12. Com febre, Púrpura na 3.

101. RETENÇÃO URINÁRIA:
Verde na PS; Escarlate na 12.

102. RINS *(Inflamação Crônica)*:
Turquesa na PS; Magenta na AS; Escarlate na 12. Com pressão sangüínea alta, Magenta na 12 em vez de Escarlate.

103. SANGRAMENTO *(Hemorragia)*:
Índigo na AA até cessar o sangramento. Talvez seja preciso que um médico dê pontos no ferimento. Em seguida, Turquesa na AS incluindo AA; Verde e Magenta na AA.

104. SANGRAMENTOS NASAIS:
Índigo na área 1. Tente diminuir a poluição do ar no ambiente.

105. SANGUE NA URINA:
Verde na AS; Índigo na 9.

106. SICKLE-CELL, ANEMIA:
Vermelho e Verde-limão no TCA; Magenta na 3 e 12; Violeta na 4.

107. SINUSITE (Grave):
Verde na AS; Azul na 1.

108. SISTEMA NERVOSO (Sensorial):
Verde-limão e Amarelo na AS por duas semanas; depois, Verde-limão e Laranja na AS e PS por quatro semanas. Repita se for necessário.

109. SOLUÇOS:
Laranja na 4, 5, 6 e 7; Índigo na nuca.

110. STRESS:
Violeta na 1; ou Púrpura na 1, 2 e 3, se a pulsação for alta.

111. SUPERATIVIDADE SEXUAL:
Turquesa na AS; Púrpura na 8, 9 e 12; Magenta na AS.

112. SURDEZ:
Verde-limão na AS; Verde-limão e Amarelo na 1 e 10 ou na AA.

113. TIMO, GLÂNDULA (Hipertrofia):
Verde-limão na AS; Índigo na 3 (Timo).

114. TIREÓIDE (Hipotireoidismo):
Laranja e Verde-limão na AS; Verde na 1.

115. TIREÓIDE (Hipertireoidismo):
Verde-limão e Índigo na AS; Verde na 1; Púrpura na 3. Com pressão sangüínea alta, Púrpura na AS.

116. TORCEDURAS/DESLOCAMENTOS:
Índigo na AA para as dores, Verde na AS e AA; depois, Laranja na AA e algumas aplicações mais de Índigo na AA.

117. TOSSE (com catarro):
Verde-limão na AS e 11. Se houver febre, Verde na AS.

118. TUBERCULOSE:
Verde-limão e Laranja na AS; Laranja na 11; Índigo nas áreas vulneráveis. Com hemorragia pulmonar, Púrpura na 3. Com febre, use Turquesa ou Verde e Azul na AS em vez de Verde-limão e Laranja. Com febre alta, use Púrpura na 3. Laranja não é usado para a tuberculose linfática.

119. TUMORES:
Verde-limão na AS, incluindo AA; Índigo na AA; quando contraídos e duros, Laranja na AA.

120. ÚLCERAS:
Verde-limão na AS; Índigo na 4 e 6.

121. VEIAS VARICOSAS:
Verde-limão e Magenta na AS e PS, incluindo AA; Índigo na AA. Tente também Escarlate na AA.

122. VISÃO, PROBLEMAS DE:
Verde-limão na AS; Amarelo na 1 por duas semanas; depois, Verde-limão na AS e Laranja na 1 por quatro semanas; depois, Verde-limão na AS e Vermelho na 1 por seis semanas. Repita se necessário.

123. VÔMITOS:
Laranja na 4, 5 e 6. Repita até vomitar só água; depois, Índigo na 4, 5 e 6.

LISTA RESUMIDA DAS ORIENTAÇÕES PARA A APLICAÇÃO DAS CORES

1. Antes da aplicação aqueça o ambiente a uma temperatura de 28°C ou use aquecedor elétrico para aquecer o corpo. Instale a luz e o gravador para tocar música relaxante ou fita com vibrações cromáticas/sonoras.
2. Escureça o máximo possível o ambiente.
3. Prepare o local onde a pessoa vai se deitar, com a cabeça voltada para o norte magnético (estrela polar). (Na posição sentada, a parte de trás da cabeça fica voltada para o norte.)
4. Prepare um copo transparente com água para ser cromatizada.
5. Escolha a área do corpo que deverá receber a aplicação, de acordo com o sintoma, e selecione a cor apropriada de acordo com as instruções (ver Apêndice).
6. Coloque o filtro colorido no suporte para filtros na fonte de luz, ligue a luz.
7. A aplicação terapêutica deve ser feita sobre a pele nua.
8. Coloque a fita com o som de cura apropriado para reforçar o efeito terapêutico.
9. Tome providências para manter o ambiente tranqüilo e ajuste o despertador para uma hora de aplicação.
10. Faça a aplicação, relaxando e desfrutando. Se sentir algum tipo de mal-estar, escolha uma outra cor, mude para a cor oposta ou cesse a aplicação.
11. Desligue a fonte de luz imediatamente quando completar uma hora (com exceção para o Verde e o Turquesa, se necessários).

Continue a relaxar no quarto escuro de 5 a 10 minutos para absorver totalmente a vibração da cor.
12. Beba lentamente a água cromatizada.
13. Não coma nem tome banho uma hora antes ou depois da aplicação.
14. Salvo em casos de emergência, espere de 1 a 3 horas antes de fazer outra aplicação.

AURAS HUMANAS

Colette Tiret

Apresentamos aqui um trabalho absolutamente original porque, pelo que sabemos, está sendo feito pela primeira vez.

Há mais de trinta anos que vimos pesquisando no campo da parapsicologia e, mais particularmente, sobre a aura humana, essa paleta de infinitos matizes que forma um nimbo ao redor do corpo humano vivo e cujas cores traduzem fielmente todos os estados de alma das pessoas.

Este estudo foi feito por um método de nossa invenção e que proporciona resultados de extraordinária precisão — método que só agora conseguimos testar, controlar e objetivar, graças ao computador, instrumento moderno e de absoluta exatidão.

Depois de fazer a aura de uma pessoa pelos meios habitualmente oferecidos pela parapsicologia, submetemos essa mesma pessoa a longo questionário, com centenas de perguntas, de um método americano de psicologia diferencial, o método de Guilford-Zimmermann, usado comumente para a seleção de pessoal e para definir a caracteriologia dos candidatos a cargos nas grandes empresas. Essas perguntas conseguem delimitar cada personalidade humana. O método é reconhecido como válido e o plano das perguntas adapta-se perfeitamente à folha de respostas do computador.

Com a alegria do pesquisador que faz uma descoberta, constatamos que os dois processos — o parapsicológico e o da psicologia diferencial — "batiam", como se diz familiarmente, o que constitui uma prova. As duas análises se superpõem em 98% dos casos.

* * *

A obra de Colette Tiret recebe neste volume o aval do Dr. Marcel Martiny, professor da Escola de Antropologia e presidente do Instituto Metapsíquico Internacional de Paris.

EDITORA PENSAMENTO

AFIRMAÇÕES PARA A CURA DE SI MESMO

J. Donald Walters
(*Kriyananda*)

Uma afirmação é uma declaração da verdade que se pretende incorporar à própria vida. Costuma-se dizer que somos o que comemos. Seria mais verdadeiro dizer que "somos o que pensamos". A mente revela mais do que o faz o corpo. Nossos pensamentos influenciam fortemente até mesmo a nossa saúde física. Por quê?

Eles existem no subconsciente, sussurrados mentalmente milhares de vezes a cada dia: "Tenho medo, estou cansado, estou zangado..." Para ser bem-sucedido, esses pensamentos devem ser encarados no seu próprio território.

As afirmações chegam ao subconsciente numa linguagem que ele pode ouvir e entender, e tiveram êxito onde outros métodos falharam. Com este livro, você pode:

- Comandar sua vida, controlando seus pensamentos.
- Superar seus bloqueios psicológicos mais perturbadores.
- Estabelecer hábitos novos e úteis que lhe assegurarão o sucesso em qualquer empreendimento.
- Começar a viver como uma arte, e não como algo que apenas "acontece".

Este livro inspirado contém 52 afirmações e orações, uma para cada semana do ano. *Afirmações para a Cura de Si Mesmo* pode muito bem ser o manual definitivo de auto-ajuda, um instrumento de grande eficiência para a transformação pessoal.

EDITORA PENSAMENTO

A ENERGIA DAS MÃOS
Equilíbrio espiritual e desenvolvimento mental através da energia das mãos

Matthias Mala

Duas afirmações principais constituem a contribuição deste livro e o destacam entre todos os que versam sobre equilíbrio espiritual e desenvolvimento mental. A primeira é a de que, com a sensibilidade da ponta dos dedos, é possível descobrir a condição da alma, pois pelas mãos flui uma torrente de energia que pode nos colocar em contato com um conhecimento esotérico há muito esquecido. A segunda é a de que, para obter as chaves das forças anímicas e mentais, podemos nos valer não só da quiromancia, ou arte de ler as mãos, mas também de torrentes de energia perfeitamente perceptíveis pelos que se inteirarem das técnicas descobertas pelo autor de *A Energia das Mãos*.

Matthias Mala, autor de outro livro, sob muitos aspectos, inovador – *A Leitura Esotérica das Mãos*, também publicado pela Editora Pensamento –, comprovou através de uma série de experiências realizadas no Instituto de Fotografia de Alta Freqüência de Unterschleissheim, perto de Munique, que a existência da força, da irradiação e da magia das mãos não é uma sugestão ou criação sua, e muito menos um fenômeno subjetivo, mas uma realidade que pode ser constatada e usada por qualquer pessoa.

O autor também fala sobre o antiqüíssimo mistério tântrico dos Mudras – gestos ritualísticos que podem ser executados com nova força espiritual se nos valermos da energia de que fala este livro.

EDITORA PENSAMENTO

A CURA PELAS MÃOS

Richard Gordon

O equilíbrio da energia polarizada é reconhecido como um dos mais poderosos instrumentos na manutenção da saúde integral devido à sua simplicidade e eficácia. É sutil, fácil de ser aprendido e, assim mesmo, inacreditavelmente eficaz. A utilização das correntes naturais da força vital que fluem através de nossas mãos possibilita a liberação das correntes de energia que acompanham os sintomas das doenças e a restauração do equilíbrio e da saúde.

"*A Cura pelas Mãos* é a primeira publicação no gênero dirigida tanto aos leigos como aos profissionais que possuam as habilidades vitais necessárias ao sistema de cura naturalista e integral. Todos podem perceber os extraordinários benefícios dessas técnicas dinâmicas que, pela força de sua eficácia, vêm recebendo respeito tanto dos amadores quanto dos profissionais. Trata-se de uma obra amplamente recomendada pela Federação Internacional da Polaridade."

Alan Jay,
Diretor da International Polarity Foundation.

EDITORA PENSAMENTO

O MISTÉRIO DA AURA HUMANA
Observe a Aura e Aprenda

Ursula Roberts

A aura envolve as pessoas da mesma forma que a luz envolve a vela acesa ou o perfume envolve a flor.

Com base em sua longa experiência e nos conhecimentos desenvolvidos por pioneiros famosos, como Kilner, Bagnall e o dr. Alexander Cannon, a autora enfatiza neste livro o fato de a aura poder ser utilizada para diagnosticar as doenças antes mesmo que elas sejam percebidas pelo corpo físico. Publicando este trabalho, ela espera contribuir para que, em futuro próximo, se proceda ao exame periódico da aura para o diagnóstico precoce de enfermidades, permitindo assim que o organismo seja restaurado em seu estado de equilíbrio antes que a doença possa se transformar numa condição crônica.

Além desse lado prático do seu conhecimento, a aura também pode contribuir eficazmente para melhorar o relacionamento entre as pessoas, revelando o seu verdadeiro caráter. Uma aura expansiva e de cor suave, por exemplo, indica uma pessoa generosa; a aura do avarento, pelo contrário, é sempre sombria e contraída. Uma aura carmesim indica uma pessoa sensual, enquanto o azul e o malva constituem as cores próprias das pessoas piedosas. A aura de um santo tem um brilho semelhante ao da madrepérola e se expande alguns palmos ao redor da pessoa, como prova da generosidade do seu coração.

Este volume reúne dois trabalhos de Ursula Roberts: *O mistério da aura humana* e *Observe a aura e aprenda*. Neles a autora examina a aura humana desde sua formação, na primeira respiração da criança, até sua complexidade, na idade adulta.

EDITORA PENSAMENTO

Outras obras de interesse:

CHAKRAS, RAIOS, CORES, CRISTAIS - Métodos de Cura
Zachary F. Lansdowne

A CURA PELA MÚSICA E PELA COR
Mary Bassano

FORMA, SOM, COR E CURA
Theo Gimbel

A ENERGIA CURATIVA ATRAVÉS DAS CORES
Theo Gimbel

UM GUIA ENERGÉTICO PARA OS CHAKRAS E AS CORES
Ambika Wauters

A AURA E SUAS CORES
Ruth Berger

CONHECE-TE ATRAVÉS DAS CORES
Marie Louise Lacy

AS CORES DA NOSSA ALMA - Um guia para as cores da aura e dos chakras
Ingrid S. Kraaz von Rohr

AS CORES DA TUA AURA
Lea Sanders

AS CORES E A CRIATIVIDADE
Análise e síntese do conhecimento das cores como aspectos essenciais do ser humano
The Essene Fellowship of Peace

AS CORES E SEU PODER DE CURA
Beth Wood

CORES PARA A SUA SAÚDE
Gérard Edde

CROMOTERAPIA - A CURA ATRAVÉS DAS CORES
Reuben Amber

A LINGUAGEM DAS CORES
René-Lucien Rousseau

AS SETE CHAVES DA CURA PELA COR
Roland Hunt

A VIBRAÇÃO DAS CORES
Linda Clark e Y. Martine

A LUZ DOS CRISTAIS PARA A CURA E A MEDITAÇÃO
Philip W. Burbutes

QUALIDADES ESSENCIAIS DAS PEDRAS PRECIOSAS
Antje e Helmut G. Hofmann

Peça catálogo gratuito à
EDITORA PENSAMENTO
Ru Dr. Mário Vicente, 374 - Fone: 272-1399
04270-000 - São Paulo, SP